浙江省普通高校"十三五"新形态教材

U0390875

YINGJIJIUHU

应急救护

胡爱招 —— 主编

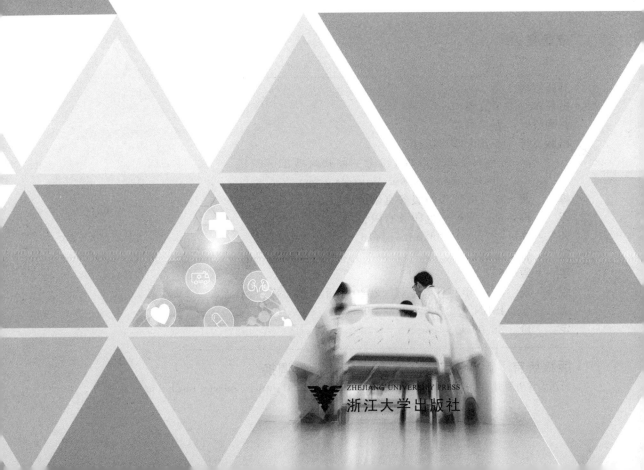

ZHEJIANG UNIVERSITY PRESS
浙江大学出版社

图书在版编目(CIP)数据

应急救护 / 胡爱招主编. —杭州：浙江大学出版社,2020.9
ISBN 978-7-308-20245-9

Ⅰ.①应… Ⅱ.①胡… Ⅲ.①急救－技术培训－教材 Ⅳ.①R459.7

中国版本图书馆 CIP 数据核字(2020)第 090478 号

应急救护

主编 胡爱招

责任编辑	秦 瑕
责任校对	王元新
封面设计	春天书装
出版发行	浙江大学出版社
	(杭州市天目山路 148 号 邮政编码 310007)
	(网址：http://www.zjupress.com)
排 版	浙江时代出版服务有限公司
印 刷	浙江海虹彩色印务有限公司
开 本	787mm×1092mm 1/16
印 张	8.5
字 数	207 千
版 印 次	2020 年 9 月第 1 版 2020 年 9 月第 1 次印刷
书 号	ISBN 978-7-308-20245-9
定 价	26.00 元

前 言

生命健康是人类社会进步的基础和前提。但是,各种意外伤害和突发急症却时刻威胁着人们的生命健康。只有有效地传播和普及应急救护知识和技能,增强和提高全社会的急救意识和水平,才能最大限度地保护生命和健康。

"应急救护"是浙江省首批精品在线开放课程,是一门实践性很强的公选课。我们选取日常生活中最常见的意外伤害和急症作为教材内容,将传统的文字描述和信息化的视频讲解方式相融合,能更好地将理论和实践操作相结合。

本教材共有 70 多个操作视频,有单项的操作分解,也有融合的操作流程,能满足大众个性化的学习需求。此外,本课程在浙江省高等学校在线开放课程平台和智慧职教 MOOC 学院同时免费向社会公众开课,大家可以加入网络课程的学习以及参与线上提问、讨论等互动。

本教材可供非医学类专业的学生和社会公众使用。

本教材的编写得到了各编委和专家们的大力支持和帮助,在此深表谢意!但由于水平有限,难免有疏漏和不妥之处,恳请读者不吝赐教,以助于我们不断改进。

"应急救护"课程建设团队

2020 年 6 月

1

目　录

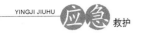

第一章　应急救护概论

导入语

俗话说"天有不测风云,人有旦夕祸福"。在我们的日常生活中,常常会碰到各种意外,以心脑血管疾病为代表的现代文明病一旦发作,几分钟就可能要了一个人的命。当心跳呼吸骤停时,黄金救命时间只有4~6min,如果现场有人会实施心肺复苏,就可能救人一命;地震、山洪等自然灾害,瞬间就可能摧毁一座城市,带走无数人的生命。如果人人都掌握了自救和互救的知识和技能,就可以在专业救护人员赶来前实施自救、互救,赢得宝贵的时间,从而挽救生命、减轻痛苦。

应急救护对于挽救伤病员生命,防止伤病恶化和促进伤病员恢复有重要的意义。作为应急救护员,应在保证自身安全的前提下,冷静地采取各种有效的救护措施,从身体和精神上救护伤病员。

本章将介绍应急救护的定义、特点、目的和培训意义;应急救护的原则、程序和注意事项等知识。

学习目标

1. 能说出应急救护的特点;
2. 能遵守应急救护的基本原则;
3. 能正确实施应急救护的基本程序;
4. 能说出应急救护的注意事项;
5. 能正确实施检查伤病员的方法;
6. 能根据伤病员的具体情况采取合适的体位。

第一节　应急救护定义、特点、目的和培训意义

一、应急救护的定义

应急救护是指在突发伤病或灾害事故的现场,在专业人员到达前,为伤病员提供初步、及时、有效的救护措施。这些救护措施不仅有对伤病员受伤身体和疾病的初步救护,也包括对伤病员的心理支持。

应急救护概论

应急救护和医疗救治是不同的。实施应急救护的群体是所有社会公众,实施医疗救治的群体是专业医护人员。应急救护强调的是现场,以挽救生命、减轻痛苦、减少并发症为主要目的的救护,使用的资源要根据现场条件而定;而医疗救治则是从更专业的角度评估分析后,采取专业的救治措施,要使用各种医疗仪器设备。

二、应急救护的特点和目的

(一)应急救护的特点

应急救护是院前急救的重要组成部分。灾害事故或突发疾病的现场情况可能复杂多变,缺乏专业人员及救护材料(器材)等,往往在数分钟内就会危及伤病员的生命,所以应急救护要力争在最短的时间内实施,以最快的速度向伤病员提供有效的措施。

(二)应急救护的目的

(1)挽救生命:在现场采取任何急救措施的首要目的是挽救伤病员的生命。

(2)防止恶化:尽可能防止伤病继续发展和产生继发损伤,以减轻伤残程度和降低死亡率。

(3)促进恢复:救护要有利于伤病的后期治疗及伤病员身体和心理的康复。

三、应急救护员的基本任务与施救守则

当疾病或意外伤害发生后,能够立即为伤病员实施应急救护的人统称为应急救护员。应急救护员不仅要掌握应急救护的基本技能,还要有爱心和社会责任感,当意外伤害或急症发生时,能够立即为伤病员实施应急救护。

(一)应急救护员的基本任务

(1)确认现场安全,做好自我防护。我们提倡的是科学救治、智慧救治。当发现

现场有不安全因素时,要先去除危险因素,环境安全后方实施救护;若危险因素不能去除,则需先带伤病员脱离危险环境后再实施救护。自我防护措施则根据现场条件采取。

(2)能判断伤病员的伤病程度。通过望诊和问诊,以及其他一些简单的检查方法,初步判断伤病员的伤病程度。

(3)尽快寻求帮助,拨打急救电话。

(4)采用正确的方法救护伤病员。

(二)应急救护员的施救守则

(1)若伤病员神志清楚,则需表明自己的身份,征得伤病员的同意。

(2)救护行为应符合正确的现场救护操作方法。

(3)救护员抢救伤病员时要做到平等对待每一位伤病员,不擅自拿取伤病员的财物,不应期望伤病员任何方式的回报。

四、应急救护的培训意义

经过培训的救护员,在专业人员到达现场之前及时实施应急救护,可减少伤残和降低死亡率。

救护员所需要的救护能力是多方面的,包括在紧急情况下沉着冷静地判断现场是否安全、确保自身和伤病员的安全、检查伤病员的伤病、呼救和寻求帮助、采取适当的急救措施、保护和安抚伤病员等。这些对于未接受过应急救护培训的社会公众来说,是难以做到的。

应急救护课程不仅需要讲授救护理论,更应侧重实际救护能力的培养,以多种灵活的教学方式,培养合格的救护员。我们在浙江省高等学校在线开放课程平台(http://zjedu.moocollege.com/)和智慧职教 MOOC 学院(http://mooc.icve.com.cn/)都开设了该课程,欢迎大家加入网络课程学习。

第二节　应急救护的原则

无论是在家中,还是在公共场所,或是在情况复杂的突发事件现场,救护员在救护伤病员时,都要先保证自身安全,防止受到伤害和感染。救护时要区分轻重缓急,合理救护伤病员,并注意保护伤病员和其财物;要争取与其他救护员协调、配合,共同实施应急救护。

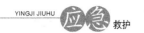

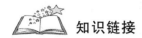

知识链接

智慧救人和科学救人

我们在大力弘扬见义勇为精神的同时,更有责任提醒所有救护员:救人要讲求科学的方法,单凭勇气和热情,可能会酿成更大的悲剧。面对紧急情况,选择救人需要的是胆识,而选择理性救人需要的是智慧。我们提倡"见义勇为"的同时,也要提倡"见义智为",始终保持清醒的头脑和沉着的心态,这就是我们说的智慧救人和科学救人。

一、保证安全

发生事故的现场可能存在着危险因素,救护员进入现场,首先要考虑环境是否安全。

1.现场可能存在的主要危险因素

(1)交通事故中受损的汽车发生起火、爆炸或再次倾覆。

(2)脱落的高压电线或其他带电物体。

(3)泄漏的化学物质、腐蚀性物质、放射性物质等。

(4)发生自然灾害,如洪水、泥石流、海啸、雷电等。

(5)地面湿滑,有磕绊的杂物或锐利的金属、玻璃等。

(6)地震后的建筑物倒塌,余震的发生。

(7)有毒气体,如一氧化碳等。

(8)其他危险因素,如酷暑或严寒环境,毒蛇、野蜂等伤害人的动物等。

2.现场的安全防护措施

(1)关闭受损汽车的发动机,防止起火爆炸;拉起手刹,防止车辆滑动;在车后位置放置警示标志。

(2)抢救触电者时,要首先设法切断电源。

(3)戴防护手套,必要时穿防护服,避免血液、污物沾染。

(4)在室外遇到雷雨天气时,要避开高压线、大树,不要使用手机。

(5)在极端气温下,要注意防暑或保温。

(6)如果遇到不能排除的危险,要立即呼救,争取救援。

二、防止感染

应急救护时要做好个人防护及伤病员的保护,对可疑的呼吸道传染病和血液(或体液)接触传播的疾病要采取防止感染的措施。

（1）救护员在处理伤病员的伤口前应洗手，戴医用（乳胶）手套。如果没有医用手套，也可戴不透水的塑料手套，或用塑料袋罩住自己的双手。

（2）有条件时戴口罩。

（3）处理有大量出血的外伤伤员时，有条件的戴防护眼镜或防护罩。

（4）在人工呼吸抢救时，要使用呼吸面膜或呼吸面罩，现场可使用湿巾等物品。

（5）在现场尽可能不用裸露的手触摸伤病员的伤口和衣物、敷料上沾染的血液或体液。

（6）处理伤口之后，要把所有的污染物和废弃物（如污染的衣物、用过的手套等）单独放置，统一销毁，以防污染扩散。

（7）处理伤口后要用肥皂、流动水洗手，双手要反复搓洗。

（8）救护员在救护时不慎划破自己的皮肤，或伤病员的体液溅入救护员的眼睛时，要立即彻底地冲洗局部，并尽快就医，采取必要的免疫措施。

（9）保持现场通风。

三、及时、合理救护

现场如果伤病员较多，救护员应根据伤病情的轻重缓急合理实施救护，原则是先救命，后治伤。如果现场安全，在救护车到来之前，不宜移动伤势较重的伤病员。但如果现场存在危险因素，则不可盲目坚持在原地救护，应先将伤病员转运到安全地点再进一步救护。转运伤病员时应选择适当的搬运方法，避免造成二次伤害。

伤势较重的伤病员避免进食、进水，以免在后续的急诊手术麻醉中发生呕吐，造成窒息。

四、心理支持

伤病员由于发生疾病或受到意外伤害，常会出现情绪异常，如烦躁不安、激动、冷漠，或急于离开现场。救护员要关心和理解伤病员的心理需求，采取保护伤病员的措施：

（1）认真倾听伤病员的诉说，不随意打断，可以点头或简单应答表示在听。

（2）用稳重的语气与伤病员说话，让伤病员能听到，但不要喊叫。

（3）伤病员由于受到惊吓可能担心他人靠近，救护员可以先和伤病员保持一定距离，等得到允许后再靠近。

（4）呼叫救护车后，要守护和安慰伤病员，直到救护车到来。

（5）救护的时候，要告诉伤病员采取的措施，让伤病员放心。

（6）情况允许时，可帮助伤病员与其亲友联系，请他们来协助救护。

（7）看管好伤病员的财物，确定伤病员的衣服和随身物品都在其身边。

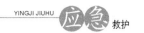

五、救护现场的协作

在救护现场,救护员为保证安全和实施救护,要尽量争取周围人帮助做以下事情:

(1)拨打急救电话。

(2)取急救设备,如自动体外除颤器(AED)等。

(3)维护现场安全,如放置安全指示牌、疏散旁观者等。

(4)帮助控制出血,如压迫止血、固定伤肢等。

(5)保管伤病员财物。

(6)如确有必要,协助转运伤病员到安全地点。

现场其他人可能没有接受过应急救护培训,会害怕或不知道能做什么。在请求他人帮助和指挥他人时,语气要稳重,指令要简短而明确,以使他们镇静并准确执行指令。

第三节　应急救护程序

实施应急救护时,要在环境安全的条件下,迅速、有序地对伤病员进行检查和采取相应的救护措施(即 D-R-A-B-C-D-E 程序)。

一、评估危险(danger)

在任何事故现场,救护员要冷静地观察周围。判断环境是否存在危险,必要时采取安全保护措施或呼叫救援。只有在确保安全的情况下才可进行救护。

二、初步检查和评估伤(病)情

一旦确认环境安全或采取了必要的安全措施后,就应立即检查伤病员的伤(病)情,并对发现的伤病及时采取相应的救护措施。

1. 检查反应(response)

如怀疑伤病员意识不清,救护员应用双手轻拍伤病员的双肩,并在伤病员的耳边大声呼唤,观察伤病员是否有反应;如是婴儿,用手指轻弹或拍其足底。如伤病员没有反应,即可认为意识不清,要立即呼救;如伤病员有反应,应继续检查伤病情况,采取相应救护措施,必要时呼救或将伤病员送往医院。

检查反应

2.检查气道（airway）

对没有反应（意识不清）的伤病员，要保持气道通畅。伤病员可因舌后坠而阻塞气道，见图1-1。救护员可采用仰头举颏法打开气道，见图1-2。

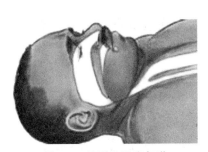 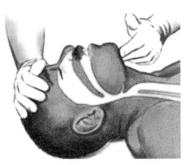

图1-1　舌后坠阻塞气道　　　　图1-2　仰头举颏法打开气道

3.检查呼吸（breathing）

保持伤病员呼吸道通畅，用扫视的方法，判断伤病员有无呼吸。检查时间不超过10s。扫视的方法是直接观察伤病员的胸、腹部，判断有无呼吸。一听、二看、三感觉是指靠近患者脸部倾听伤病员有无呼吸声，同时观察伤病员的胸腹部有无起伏并用面颊感受有无气流进出。如发现伤病员无呼吸（或叹息样呼吸），即可以认定伤病员已出现心搏骤停，应立即实行心肺复苏抢救。

检查呼吸

4.检查循环（circulation）

检查伤病员有无外伤和出血，如有严重出血，要立即采取止血措施。

5.检查清醒程度（disability）

在抢救过程中，要随时检查伤病员的清醒程度（神经系统有无功能障碍），判断伤病情是否发生变化。

（1）完全清醒：伤病员眼睛能睁开，能回答救护员的问题。

伤情检查

（2）对声音有反应：伤病员不能回答救护员的问题，但对大声问话有反应，能按指令动作。

（3）对疼痛有反应：伤病员对救护员的问话没有反应，但对疼痛刺激（如捏、掐皮肤）有反应，如睁眼或有动作。

（4）完全无反应：伤病员对任何刺激都没有反应。

6.充分暴露检查伤情（exposure）

在伤病员情况较稳定、现场环境许可的情况下，应充分暴露伤病员受伤部位，以便进一步检查和处理。检查包括头部（眼、耳、鼻、口腔）、颈部、胸部、腹部、上肢、下肢、骨盆、脊柱等，同时询问伤病员的病史。检查时，应注意伤病员是否随身带有药

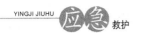

物或医疗卡。在检查完成后,要整理伤病员衣裤,避免暴露伤病员隐私。

7.注意

(1)在任何情况下,都应首先处理在检查中发现的严重伤情,采取呼救、心肺复苏、止血、保持气道通畅等措施。

(2)在专业医护人员到达前,要在不同时段对伤病员进行反复检查并记录,比较前后检查的结果,判断伤、病情是否发生变化。

三、呼救

发现伤病员伤病严重时,要及时拨打急救电话"120"或"999",也可请周围人帮助拨打。当拨通急救电话后,要沉着、冷静,注意语速,清楚地回答急救中心接线员的询问,并简短说明以下情况:

如何拨打 120

(1)伤病员所在的具体地点。最好说明该地点附近的明显标志,如建筑物和公交车站等,以便救护车寻找。

(2)伤病员的年龄、性别、人数。

(3)伤病员发生伤病的时间和主要表现,如胸痛、意识不清、呕血、呕吐不止、呼吸困难等。

(4)可能发生意外伤害的原因,如电击、爆炸、淹溺、中毒、交通事故等。

(5)现场联系人的姓名和电话号码。

(6)要问清救护车到达的大致时间,做好接车准备。

拨通急救电话后,如果不知该说什么,一定要清楚准确地回答电话接听者的问话,等接听者告知可以结束时,再挂断电话。当处于各种危险、紧急状态,需要公安机关帮助时,应立即拨打报警求助电话。在我国常用报警电话有三种:110 报警台、119 火警台和 122 交警台,在许多城市这三个报警电话和"120"急救电话已经实现联网。如拨打"110"报告火灾、交通事故时,110 指挥中心能够将电话转接至"119""122"和"120"。

第四节　应急救护的注意事项

一、大批伤病员的救护

重大事故现场常有大批伤病员等待救援,急救人员不足时,要按照国际救助优先原则(简明检伤分类法)救护伤病员。

应用简明检伤分类法可以区分伤病员的轻重缓急,按伤病的紧急程度进行救护,使危重而有救治希望的伤病员得到优先处理。检伤分类应由医务人员或经过有关培训的救护员施行,通过初步的身体检查、评估将危重伤病员筛选出来。伤病员的分类应以醒目的标志卡表示,标志卡的颜色采用红、黄、绿、黑四色系统。医务人员或救护员根据伤病员标志卡的颜色即可知道救治或转运顺序。

红色:第一优先(或即刻优先),表示伤病员情况危重,有生命危险,如果得到紧急救治则有生存的可能。

黄色:第二优先(或紧急优先),表示伤病员情况严重但相对稳定,允许在一定时间内救治。

绿色:第三优先(或延期优先),表示伤病员可以自行走动,不需要紧急救治。

黑色:表示伤病员无意识、无呼吸、无脉搏搏动或已死亡。

特别提示:

(1)对伤病员进行初次检伤分类后,还要在不同时段对伤病员进行反复检查和记录,并比较前后检查结果的动态变化,对伤病情进行"再评估"。

(2)重大事故会对周围环境产生严重影响,如伤病员很多,现场混乱,需要专门的应急机构调集有关的急救资源,实施救援。作为非医疗专业人员,这时可以做的是呼救找人,拨打急救电话,记录事故发生的情况(如火灾、交通事故)等。

 知识链接

SALT 检伤分类法

目前国际上使用的另一种检伤分类方法为 SALT 检伤分类法,SALT 检伤分类方法将患者分成几大类,用不同的颜色标记。分类如下:

Immediate:亟须抢救者(红色)

Delayed:可延迟处理者(黄色)

Minimal:轻微伤者(绿色)

Expectant:姑息治疗者(灰色)

Dead:死亡者(黑色)

姑息治疗者(灰色):此类患者在现有医疗资源下存活率很低,如可用资源增多,这些患者很可能被分配到亟须抢救者(红色)组。同样的,如缺少相关资源或技术,亟须抢救者组(红色)也可能重新分至姑息治疗者组(灰色)。因此,检伤分类是一个动态的过程,动态评估至关重要。

姑息治疗者也包括那些即使全力抢救也很难存活的患者,在大规模伤亡事件中,应将资源用于其他生存率更高的患者,此类患者将在最后接受治疗和转运。

然而需要注意的是,不应忽视该类患者,应尽可能使用资源来复苏,对复苏

9

措施有反应的潜在可挽救患者应及时重新评估,而那些确实无法挽救的人员也应得到人道主义关怀和护理。

二、重伤病员体位

为了维护伤病员的生命安全,促进伤病的恢复,在救护车到来前,应将重伤病员放置于适当的体位,并随时检查、记录伤病员的清醒程度、呼吸和脉搏。

(一)复原体位

复原体位适合意识不清,但有正常呼吸,且不怀疑有脊柱损伤的伤病员。复原体位的优点是可防止意识不清的伤病员因舌根后坠或呕吐等引起窒息。复原体位也称恢复体位、稳定的侧卧位等。处理方法如下:

复原体位

(1)救护员跪在伤病员一侧,将同侧的上肢外展,肘部弯曲成直角,置于头外侧。

(2)将对侧的上肢屈曲放在其胸前,手置于其同侧肩部。

(3)将对侧膝部弯曲,脚掌平放于地面。

(4)救护员用一只手拉对侧肩部,用另一只手拉伤病员弯曲的膝部,使其翻转成侧卧。

(5)调整伤病员的头部,使其稍微后仰,并使面部枕于手背上,保持气道通畅。

(6)调整伤病员的下肢,使髋关节和膝关节弯曲置于伸直腿的前方,保持复原体位的稳定。

特别提示:

(1)如果伤病员处于侧卧位或俯卧位,可依具体体位处理。

(2)若伤病员戴眼镜,或衣袋里装有较大物件,在翻转前应先将眼镜取下,将物件取出。

(3)当现场只有救护员一人,又必须离开去寻求帮助时,应将伤病员安置为复原体位。

(4)伤病员处于复原体位30min以上后,应将伤病员翻转回仰卧位,再翻转至对侧成复原体位,以免一侧的血管、神经长时间受压。

(二)疑有颈椎损伤的体位

若怀疑伤病员有颈椎损伤,在颈椎保持轴位时应尽量使伤病员处于仰卧位,并减少移动。如果仰卧位不能保持气道通畅,或伤病员口腔内有大量分泌物或呕吐物,则可将伤病员置于改良的复原体位(HAINES体位)。

HAINES 体位

操作方法如下（伤病员处于仰卧位时）：

（1）救护员跪在伤病员一侧，将对侧的上肢向上伸直，再将其同侧的上肢放在胸前。

（2）弯曲同侧的膝部。救护员一只手承托伤病员头颈部，另一只手推伤病员的髋部或膝部，使其翻转成侧卧。

（3）救护员一只手继续保护伤病员的头颈部，并使一侧面部枕于伸直的上臂上，屈曲的下肢置于伸直腿的前方，保持脊柱成一直线。

（三）俯卧位转为仰卧位

如果伤病员意识不清，且处于俯卧位，应将伤病员翻转为仰卧位，以便于检查呼吸。翻转时，应保持伤病员的头颈和脊柱成一直线。处理方法：

俯卧位转为
仰卧位

（1）救护员跪在伤病员一侧，将伤病员双侧上肢向上伸直，将对侧足部搭在同侧小腿上。

（2）救护员用一只手承托伤病员头枕部，用另一只手抓紧对侧腋下，先将伤病员翻转成侧卧位，再缓慢转成仰卧位。

（3）将伤病员向上伸直的双侧上肢放在身体侧面。

（四）孕妇体位

伤病员如果是孕妇，应该首选左侧卧的复原体位或改良的复原体位（HAINES体位）。

三、报告伤病员情况

救护员应把伤病员的情况记录下来，并告诉前来救援的医护人员，这对进一步的救治有重要意义。记录的内容包括：

（1）伤病员的个人信息，如姓名、年龄和联系方式。

（2）事件发生的情况。

（3）伤病员的检查情况。

（4）应急救护的时间、救护方法和过程。

（5）伤病员的反应（清醒程度）、呼吸和脉搏的变化情况。

（6）伤病员是否服用过药物、服用了何种药物，以及用药的方法、时间和剂量。

四、药物、氧气使用原则

（一）药物使用原则

救护员如果接受过协助服用药物的培训，或符合以下条件，可以协助伤病员服

用药物。

(1)明确伤病员的疾病和发病时的病情(如心绞痛、哮喘等)。

(2)了解伤病员应服用药物的禁忌证和副作用。

(3)明确伤病员服用该药物是必要的。

(4)严格按照药品说明服用药物,或按照医嘱服用。

(5)药物(没有过期)被伤病员随身携带,伤病员同意救护员帮助服用。服用后,救护员应记录伤病员的姓名,药物名称,服用的剂量、时间和方法。

(二)氧气使用原则

(1)救护员接受过使用氧气的培训。

(2)现场有可供使用的医用氧气。

(3)伤病员出现呼吸急促或胸痛时可以使用氧气。

(胡爱招)

课后自测

第二章　心肺复苏

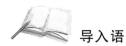 **导入语**

心肺复苏（cardiopulmonary resuscitation，CPR）是最基本和最重要的抢救技术，可以通过徒手、辅助设备及药物来实施，以维持人工循环、呼吸和纠正心律失常。心肺复苏技术在我国有悠久的历史，东汉医学家张仲景所著《金匮要略》已对此项技术予以详细描述，而后历代都有所改进和发展。1958 年，Peter Safar 教授用人工通气支持呼吸；1960 年，Kouwenhoven 等医生报告了经胸外心脏按压而存活的病例；1962 年，直流单相波除颤开始在临床使用，这标志着 CPR 已进入应用研究和技术发展的新时代。

1966 年，美国心脏协会（AHA）发布了第一个心肺复苏指南，并定期予以更新，形成了"早期识别求救，早期 CPR，早期除颤，早期紧急救治"的生存链救治模式，挽救了成千上万人的生命。正是这些被挽救的生命证明了 CPR 学习和使用的重要性。

心肺复苏通过临床与研究试验的反复检验，定期系统回顾和评价相关文献，进一步讨论新的学术进展和关注有待解决的问题，而形成新的科学共识。AHA 示范性地将共识更新到新的指南中。

为了能使更多心搏骤停患者获救，非常有必要让更多人接受 CPR 的学习和培训。且有必要使应急救护员和医疗急救人员能够融合在一个急救医疗服务系统中，步骤一致，相互配合地进行急救，包括从现场急救直至患者存活入院的过程。目前认为，高质量 CPR 是自主循环恢复后获得最佳预后的基石，挽救生命并且恢复正常功能状态是 CPR 的终极目标。

 学习目标

1. 能及时准确判断伤病员是否发生了心搏骤停；
2. 能正确实施现场心肺复苏；
3. 能正确使用 AED；

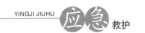

4.能正确判断心肺复苏的有效指征；

5.能说出现场心肺复苏的理论基础；

6.能说出生存链的五个环节。

第一节 医学基础知识

一、心血管系统及功能

心血管系统又称循环系统，由心脏、动脉、毛细血管、静脉和流动于其中的血液组成。它是一个密闭的循环管道，血液在其中流动，将氧、各种营养物质、激素等供给器官和组织，又将组织代谢的废物运送到排泄器官，以保持机体内环境的稳态、新陈代谢和正常的生命活动。心脏能自动和在神经系统的控制下发生节律性的收缩和舒张，保证血液沿一定方向循环流动。动脉连于心脏和毛细血管之间，将血液从心脏运至组织。毛细血管连于动脉和静脉之间，互相连接成网，是血液与组织间进行物质交换的部位。静脉连于毛细血管和心脏之间，收集血液流回心脏（见图2-1）。

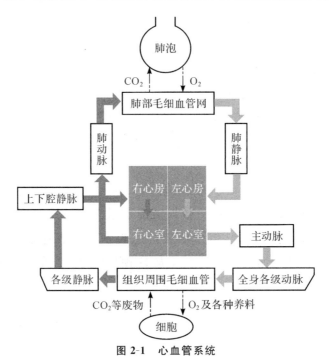

图 2-1 心血管系统

（一）心脏

心脏是脊椎动物身体中最重要的器官之一。人的心脏位于胸腔中部偏左下方，体积相当于一个拳头。女性的心脏通常要比男性的体积小且重量轻。人的心脏外形像桃子,位于横隔之上、两肺间而偏左。心脏由心肌构成,由左心房、左心室、右心房、右心室四个腔组成,其中左心室内壁是最厚的。这四个腔分别是体循环、肺循环的必经之路。左右心房之间和左右心室之间均由间隔隔开,互不相通。心房与心室之间有瓣膜(房室瓣),这些瓣膜使血液只能由心房流入心室,而不能倒流(见图 2-2)。

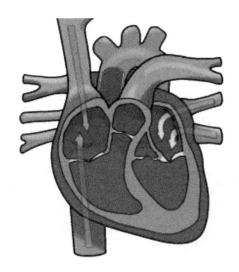

图 2-2　心脏的结构

　　心脏的作用是推动血液流动,向器官、组织提供充足的血流,以供应氧和各种营养物质(如水、无机盐、葡萄糖、蛋白质、各种水溶性维生素等),并带走代谢的终产物(如二氧化碳、尿素和尿酸等),使细胞维持正常的代谢功能。体内各种内分泌的激素和一些其他体液因素,也要通过血液循环将它们运送到靶细胞,实现机体的体液调节,维持机体内环境的相对恒定。此外,血液防卫功能的实现,以及体温相对恒定的调节,也都要依赖血液在血管内不断循环流动。而血液的循环是通过心脏"泵"的作用实现的。心肌收缩时,推动血液进入动脉,流向全身;心肌舒张时,血液由静脉流回心脏。所以,心脏的搏动推动着血液的流动,是血液运输的动力器官。

　　人的心脏是一个不知疲倦的动力泵,只要生命不息,它就跳动不止。

(二)体循环和肺循环

　　当心室收缩时,含有较多的氧及营养物质的鲜红色的血液(动脉血)自左心室输出,经主动脉及其各级分支,到达全身各部的毛细血管,进行组织内物质交换和气体交换,血液变成含有组织代谢产物及较多二氧化碳的略呈紫色的血液(静脉血),再经各级静脉,最后汇入上、下腔静脉流回右心房。以上路径的血液循环称为体循环,又称大循环。体循环的主要特点是路程长,流经范围广,以动脉血滋养全身各部,而将代谢产物运回心脏。

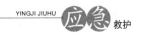

从右心室输出含氧少而含二氧化碳较多的静脉血,经肺动脉至肺泡周围的毛细血管网,与肺泡进行气体交换,即静脉血放出二氧化碳(由肺呼出体外),同时经吸气自肺泡中摄取氧,将暗红色的静脉血变为鲜红色的动脉血(含氧多,二氧化碳少),经由各级肺静脉,最后注入左心房。以上路径的血液循环称为肺循环,又称小循环。肺循环的特点是路程短,只通过肺,使静脉血转变成含氧丰富的动脉血。

二、呼吸系统及功能

(一)呼吸系统的解剖结构

呼吸系统由呼吸道和肺组成。空气经呼吸入肺,并进行气体交换,摄取氧气和排出体内的二氧化碳。通常把机体与外界环境之间的气体交换过程称为呼吸。呼吸系统的解剖结构具体见图2-3。

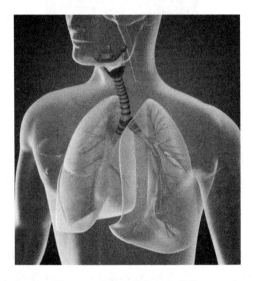

图2-3 呼吸系统的解剖结构

1.呼吸道

呼吸道由口、鼻、咽、喉、气管、支气管及分支组成,是气体进出的通道。

2.肺

肺为气体交换的器官,位于胸腔内、纵隔的两侧,分为左右肺。肺表面附着脏层胸膜,与附着胸壁的壁层胸膜形成封闭的负压胸膜腔,以保持肺的膨胀与回缩。如果胸膜破裂,气体进入胸膜腔造成气胸,可使肺受压萎陷,导致呼吸困难。若发生张力性气胸,胸腔出现正压,会影响到纵隔内心脏及大血管功能。

支气管反复分支到气道末端为肺泡。肺泡壁由一层非常薄的、能交换气体的上皮细胞构成,上皮细胞总表面积约有 $70m^2$,气体通过肺泡壁与毛细血管间进行交换。

3.膈肌

膈肌是个向上膨隆呈穹隆状的扁肌,分隔胸腔与腹腔,也是最重要的呼吸肌。膈肌收缩时胸腔扩大,空气进入肺内;舒张时胸腔缩小,肺内气体呼出。

(二)呼吸生理功能

机体的呼吸过程是通过外呼吸(肺呼吸)完成的,氧气在血液内通过血红蛋白携带运输是通过内呼吸(细胞呼吸)来完成的。氧气由肺泡进入毛细血管,组织呼出的二氧化碳从毛细血管到达肺泡,通过肺"吐故纳新"后,心脏将富含氧的血液输送至全身,维持各种生命活动。

1.呼吸运动

呼吸运动是肺通气的动力。肺通气是指肺与外界环境间的气体交换过程。气体出入肺是靠肺内外气体的压差。当肺扩张时,肺内压力低于大气压,空气被吸入肺内;反之,气体被呼出体外。肺的扩张和缩小是靠肋间肌和膈肌等呼吸肌群的舒张和收缩,而使胸廓扩大和缩小产生的。

正常的呼吸运动有节律性。这种节律来自中枢神经系统的调节作用。呼吸频率和深度随机体代谢水平而改变,可以维持血液中酸碱浓度的相对稳定。

2.气体变换及转运

进入肺泡的氧气与肺循环毛细血管中的血液进行气体交换。气体是以扩散方式进行的。肺泡中的氧分压高于静脉血,二氧化碳分压低于静脉血,此时,氧气由肺泡向静脉血扩散,而二氧化碳由静脉血向肺泡扩散,静脉血变成了动脉血。氧气由动脉血运送到身体组织,在组织与血液之间进行气体交换。

第二节 急救医疗服务体系与生存链概念

一、急救医疗服务体系

急救医疗服务体系(emergency medical service system,EMSS)是集院前急救、院内急诊科救护、重症监护室救护和各专科的生命绿色通道为一体的急救网络,即院前急救负责现场急救和途中救护,急诊科和ICU负责院内救护。这既适用于日常的急诊医疗,也适用于大型灾害和意外事故的急救。

急救医疗服务体系强调急救的即刻性、连续性、层次性和系统性,主要是应对地震、水灾、火灾、重大交通事故、楼房倒塌、爆炸等灾难事故造成的群体伤员的紧急医疗救治。在事故现场或发病之初即对伤病员进行初步急救,先是人群自救、互救;再

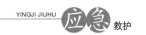

是带有抢救设备的急救员和救护组来到现场参加急救；然后用配备急救器械的运输工具把患者安全、快速地护送到医院的急诊中心，接受进一步抢救和诊断，即所谓院内救护；待其主要生命体征稳定后再转送到重症或专科监护病房。

近年来，急救医疗服务体系在国内外迅速发展，日益受到各级卫生机构及广大患者的关注。建立一个组织结构严密，行动迅速，并能实施有效救治的医疗组织，来提供快速、合理、及时的处理，将患者安全地转送到医院，使其在医院内进一步得到更有效的救治，成为急救医疗服务体系的主要目标。各国政府也逐渐认识到发展急救医疗服务体系的重要性和迫切性。发达国家尤其重视 EMSS 的发展和完善。这种随着高科技发展起来的急救医学模式一经建立就显出了强大功能。

知识链接

急救医疗服务体系

急救医疗服务体系具有较强的受理应答呼救的专业通信指挥能力，承担院外急救。它能迅速地派出救护力量，到达现场处理急危重症患者。为了缩短救护时间，急救系统应该有一个统一的电话号码，如美国家喻户晓的"911"、法国的"15"、日本的"119"、德国的"112"以及中国香港的"999"。1986 年，我国内地将"120"定为医疗急救电话。近年来，部分城市开通了红十字会系统设立的"999"急救电话。

二、心肺复苏生存链的概念

1992 年 10 月，美国心脏协会正式提出生存链（chain of survival）的概念。根据国际 CPR 与 ECC 指南，成人生存链是指对突然发生心搏骤停的成年患者采取一系列规范有效的救护措施，将这些救护措施以环链形式连接起来，构成一个挽救生命的生存链。如 2015 年，美国心脏协会心血管急救成人院外心搏骤停生存链包括：①识别并启动急

生存链的概念

救反应系统；②即时高质量心肺复苏；③快速除颤；④基础及高级急救医疗服务；⑤高级生命维持和骤停后护理。生存链中各环节必须环环相扣，中断任何一个环节，都可能影响患者的预后。

1. 第一环节——早期识别并启动应急反应系统

早期识别心搏骤停的征兆，如胸痛、气短等。做好宣教工作，让人们懂得在出现症状时及时向急救医疗服务系统求救是这一环节的关键。心搏骤停后，血流立即停止，脑血流急剧减少，可引起明显的神经系统和循环系统症状。具体可表现为：①意识丧失；②听诊心音消失、血压测不出、脉搏摸不到；③无效呼吸或呼吸停止；④皮肤

苍白或发绀;⑤瞳孔散大。

一旦发生心搏骤停,必须快速采取行动:

(1)及时发现并判断心搏骤停,出现"无反应、无呼吸、无循环指征",快速求救EMSS。

(2)快速呼叫急救医疗小组(通过电话)。

(3)急救调度员应意识到患者出现心搏骤停的可能性。

(4)快速向 EMSS 急救小组发出指示,并指导他们快速找到患者所在地点。

(5)EMSS 急救小组快速到达指定地点。

(6)EMSS 急救小组携带必需的急救设备到达患者身旁,确认心搏骤停。

EMSS 通常由经过基本生命支持和高级生命支持两种培训的急救人员组成。

2.第二环节——即时高质量的心肺复苏

现场急救人员发现心搏骤停者后应立即开始心肺复苏,如在院前急救人员到达前,救护员就已开始心肺复苏,生存率会成倍增加。现场人员对婴儿和儿童的心肺复苏意义更大。

3.第三环节——快速除颤

使用自动体外除颤器(automatic external defibrillators. AED),对增加院外心搏骤停者的生存机会将起关键作用。AED 使用方便、操作简单,可自动分析患者的心律,一旦发现需要除颤,就自动开始充电,通知救护员按下键钮行电除颤。电击后救护员立即进行 2min 心肺复苏,再评价患者心律情况。

4.第四环节——基础及高级急救医疗服务

一般需由 2 人以上组成的院前急救小组对心搏骤停者提供更有效的生命支持,在有条件的情况下用药物和辅助设备支持循环和呼吸。

5.第五环节——高级生命维持和骤停后护理

即使已出现自主循环恢复,也要强调多学科综合优化救治,从心搏骤停识别开始,经 CPR 后一系列救治,直至患者存活出院。

对应急救护而言,第一、二、三环节非常重要和关键。未经培训的现场人员可以在电话指导下直接做单纯胸外心脏按压;受过急救培训的救护员可使用 AED 在现场实施电除颤。后两个环节由到达现场的专业急救人员进行或在医院内进行。

第三节　现场心肺复苏

患者的心脏突然停止搏动,在瞬间丧失了有效的泵血功能,从而引发一系列临床综合征称为心搏骤停。急病、创伤、中毒等是引起心搏骤停的常见原因。心搏骤停是一种状态,是一个可以改变病程发展方向,能够被治疗或被治愈的状态。心搏骤停发生后,由于血液循环停止,全身各个脏器的血液供应在数十秒内完全中断,迅速使患者处于临床死亡阶段。如在数分钟内得不到正确有效的抢救,病情将进一步发展至不可逆转的

现场心肺复苏

生物学死亡,生还希望渺茫,现场心肺复苏和快速除颤是抢救心搏骤停最有效的方法。下面我们首先介绍现场心肺复苏。

现场心肺复苏是一系列操作,包括对心跳、呼吸停止的判断,向 EMSS 求救,实施基本的循环、呼吸支持和电除颤等措施。在 CPR 中所指 A、B、C、D,即:A——开放气道;B——人工呼吸;C——循环支持;D——电除颤。

现场急救人员首先要对患者进行评估并做出基本判断。只要发现无意识、无呼吸(包括异常呼吸),应立即向 EMSS 求救,之后开始 CPR。如果有两名及以上急救人员在场,一名立即实施 CPR,另一名向 EMSS 求救。

一、识别判断

在评估环境安全、做好自我防护的情况下,快速识别和判断心搏骤停。

(1)综合分析判断环境。在眼睛看、耳朵听、鼻子闻等综合分析的基础上,判断环境是否安全。若环境安全,可以进入现场救人;若环境不安全,先解除不安全因素或带患者脱离危险环境,同时根据现场条件尽可能做好自身防护。

(2)成人及儿童通过"轻拍重喊"判断患者反应。采取轻拍患者双肩,靠近耳边大声呼叫,观察患者有无反应判断意识;婴儿通过拍击足底判断反应。

二、呼叫求救

发现患者无反应,如果只有一人在现场,我们可以大声呼救,请他人拨打急救电话或打开手机免提功能一边向 EMSS 求救,一边进行其他操作。如有两人及以上时,一人打电话,其他人实施其他操作。打电话时要保持平静,不要慌张,准备回答下列问题:

(1)需急救患者所处位置(街道或路名、办公楼名称、房室号)。

(2)联系电话号码。

(3)发生什么事件,如心脏病发作或交通事故等。

(4)所需急救的人数,患者的一般情况。

(5)已给予患者何种急救措施(正在行 CPR、正使用 AED 等)。

(6)未经过 CPR 培训者,在无其他经 CPR 培训者在场的情况下,可在 EMSS 接线员的电话指导下做 CPR。

三、体位安置

在现实生活中,患者倒地时的体位可能是俯卧位、侧卧位或仰卧位,但在评估患者呼吸或心肺复苏时需要将患者置于仰卧位,因此可能要调整患者的体位。注意对怀疑有颈椎受伤的患者,翻转身体时要使其头颈背部呈轴向转动,以免引起脊髓损伤。

如果被救者处于俯卧位,急救人员应在被救者的一侧,将其双上肢向头部方向伸直,将对侧小腿放在同侧的小腿上,呈交叉状。急救员一只手托住被救者的后头枕部,另一只手放置于其对侧腋下,将被救者整个身体转向急救员一侧。在这过程中检查并清除口腔内异物,然后将患者置于仰卧位,放置其双上肢于身体两侧。现场急救人员位于被复苏者的一侧,宜于右侧,近胸部部位。

四、判断呼吸和大动脉搏动

自 2000 年起,美国心脏协会心肺复苏指南认为,对非专业急救人员,在 CPR 前不再要求将检查颈动脉搏动作为一个必需的判断步骤。因此,非专业急救人员只需通过观察口唇、鼻翼和胸腹部起伏等情况来判断有无呼吸或是否为无效呼吸,时间控制在 5~10s。

五、胸外心脏按压

(一)成人胸外心脏按压

有效的胸外心脏按压,可产生 60~80mmHg 收缩期峰压。通过增加胸腔内压或直接按压心脏产生血液流动,或通过胸外按压使血液流向肺脏,并辅以适当的呼吸,可为脑和其他重要器官提供充足的氧气。

成人胸外按压

胸外心脏按压要点:

(1)确定按压部位:①两乳头连线中点;②难以准确判断乳头位置时(如体型肥胖、乳头下垂等),可采用滑行法,即一手中指沿患者肋弓下方向上方滑行至两肋弓交汇处,食指紧贴中指并拢,另一手的掌根部紧贴于第一只手的食指平放,使掌根横轴与胸骨长轴重合,即胸骨下半部(见图 2-4)。

(2)按压手法:将双手十指相扣,一手掌跟紧贴在患者胸壁,另一手掌重叠放在此手背上,肘关节伸直,上肢呈一直线,双肩位于手上方,以保证每次按压的方向与胸骨垂直,按压时确保手掌根不离开胸壁。

(3)按压力度:对正常体型的患者,按压时胸壁的下陷幅度为 5~6cm,为达到有效的按压效果,可根据体型状况增加或减少按压幅度,最理想的按压效果是可触及颈动脉或股动脉搏动。

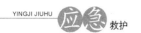
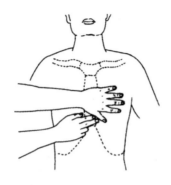

图 2-4　滑行法

（4）按压频率：100～120 次/min。

（5）每次按压后，放松使胸廓恢复到按压前位置，血液在此期间可回流到心脏，放松时双手不离开胸壁。按压与放松间隔比为 1∶1，可产生有效的脑和冠状动脉灌注压，连续 30 次按压。按压应保持双手位置固定，可减少直接压力对胸骨的冲击，以免发生骨折。

儿童胸外按压

（二）儿童胸外心脏按压

心脏按压部位为胸骨下 1/2 处。根据患者的体型采用单掌或双掌按压，频率 100～120 次/min，按压幅度至少为胸廓前后径的 1/3，每次按压后胸廓复位。

（三）婴儿胸外心脏按压

婴儿胸外按压

心脏按压部位为紧贴胸部正中乳头连线下方水平，采用双指按压法，频率至少 100 次/min，按压幅度至少为胸廓前后径的 1/3，每次按压后胸廓复位。新生儿按压/通气比例为 3∶1，婴儿为 30∶2。

六、开放气道

先检查患者口腔内是否有可见异物，如有异物或有义齿松动时应取出异物和义齿，以防其脱落阻塞气道。

患者意识丧失时，因肌张力下降，舌和会厌可能把咽喉部阻塞（舌后坠是造成呼吸道阻塞最常见的原因）；有自主呼吸时，吸气过程气道内呈负压，也可将舌或会厌（或两者同时）吸附到咽后壁，造成气道阻塞。当无头颈部创伤时，可以采用仰头举颏法打开气道；怀疑有头颈部损伤时，应避免头颈部过度后仰，不宜使用仰头举颏法，可采用托颌法。

（一）仰头举颏法

仰头举颏法

完成仰头动作应将一只手放在患者前额，用手掌小鱼际部把额头用力向后推,使头部向后仰,另一只手的手指放在下颌骨处,抬起下颏(颌),使下颌角和耳垂的连线与地面成一定角度,成人90°、儿童60°、婴儿30°,勿用力压迫下颌部软组织,避免气道梗阻。气道开放后有利于患者呼吸,也便于做口对口人工呼吸。

(二)托颌法

对怀疑有头颈部创伤患者,用此法更为安全,不会因颈部活动而加重颈椎和脊髓损伤。把手放置于患者头部两侧,肘部支撑在患者躺卧平面上,握紧下颌角,用力向上托下颌,如患者紧闭双唇,可用拇指把口唇分开(见图2-5)。此法效果不错,但费力,存在技术难度。

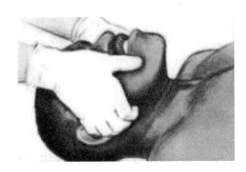

图 2-5　托颌法

七、人工呼吸

在有条件的情况下,人工呼吸时应使用人工呼吸面膜。人工呼吸面膜是一种方便携带及使用的人工呼吸辅助工具,可以避免直接接触患者的口鼻,有利于保护自己,减少感染。人工呼吸时,每次通气必须使患者的肺能够充分膨胀,可见到胸廓上抬,每次通气时间应持续约1s,连续2次通气。

(一)口对口人工呼吸

口对口人工呼吸是一种快捷有效的通气方法,呼出气体中的氧足以满足患者需求。实施口对口人口呼吸时,要确保患者气道开放通畅。救护员手捏住患者鼻孔,防止漏气,用口把患者口完全罩住,呈密封状,缓慢吹气,每次吹气应持续约1s,确保通气时可见胸廓起伏。

口对口人工
呼吸

口对口呼吸常会导致患者胃胀气,可能出现严重并发症,如胃内容物反流导致误吸或吸入性肺炎,胃内压升高后,膈肌上抬,限制肺的运动。所以吹气不可过快或用力过大,减少吹气量及降低气道压峰值水平,有助于降低食管内压。一般成人推荐500~600ml的潮气量。

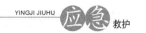

(二)口对鼻人工呼吸

口对鼻人工呼吸适于那些不能进行口对口呼吸的患者,如牙关紧闭不能开口、口唇创伤等。口对鼻呼吸方法尤其适于救治淹溺者。

口对鼻人工呼吸时,将一只手置于患者前额后推,另一只手抬下颏,使口唇紧闭。用嘴封罩住患者鼻子,吹气后使口离开鼻子,让气体自动排出。

(三)口对气管窦道(导管)人工呼吸

有些患者因长期气管切开,气管处留有置管或窦道,可采用该方法进行呼吸支持。

(四)口对口鼻人工呼吸

婴幼儿在复苏时可采用口对口鼻人工呼吸。

口对口鼻人
工呼吸

(五)口对面罩人工呼吸

选用透明有单向阀门的面罩,急救者将气吹入患者肺内。用面罩通气时,双手将面罩贴紧患者面部,使闭合性好,通气效果也好。口对面罩人工呼吸有两种方法:

(1)头位法:急救人员位于患者头顶部。此法可用于心搏骤停患者,可以看到胸廓起伏,或两名急救人员在行 CPR 时通气位置,托下颌时多用此法。

口对面罩人
工呼吸

(2)侧位法:采用仰头举颏法时多配给使用此法,一人行 CPR 时既可通气又可胸外按压。

八、胸外按压和人工呼吸的比例

《2015 美国心脏协会心肺复苏及心血管急救指南》中指出,单人复苏时成人、儿童和婴儿胸外心脏按压和人工呼吸的比例为 30:2;如有两名医护人员配合施救,成人比例仍为 30:2,儿童和婴儿比例为 15:2。持续完成 5 个循环或 2min 后对患者进行评估。

 知识链接

按压分数

2010 和 2015 两版指南都强调尽量减少按压中断的次数和持续时间,目的是增加单位时间内总的按压次数。2015 指南新增了按压分数,以量化判断按压中断。按压分数是指胸外按压在整个心肺复苏中所占的比例,其最佳数值尚不确定。2015 指南建议按压分数数值越高越好,目标比例不低于 60%。

九、心肺复苏效果的判断

心肺复苏停
止指征

（1）神志：复苏有效时，可见患者有眼球运动，睫毛反射与对光反射出现，甚至手脚开始抽动，发出呻吟等。

（2）面色及口唇：复苏有效时，可见面色及口唇由发绀转为红润。如若变为灰白，则说明复苏无效。

（3）颈动脉搏动：按压有效时，每一次按压可以产生一次搏动，若停止按压，搏动亦消失，此时应继续进行心脏按压。若停止按压，脉搏仍然存在，说明患者已恢复心跳。

（4）瞳孔：复苏有效时，可见瞳孔由大变小，同时出现对光反应。若瞳孔由小变大、固定，则说明复苏无效。

（5）自主呼吸出现：患者出现较强的自主呼吸，说明复苏有效。但如果自主呼吸微弱，仍应坚持人工辅助呼吸。

对非医疗专业的救护员而言，心肺复苏停止的指征首先是患者恢复了生命指征，具体包括以上5方面内容，其次是专业医护人员的到达接收。

十、复原体位的安置

（一）常规复原体位

如果在心肺复苏中或心肺复苏之后患者恢复呼吸和循环体征（有脉搏、正常呼吸、咳嗽或活动），应继续保持呼吸道通畅。此时，患者应放置于复原体位。

（二）其他复原体位

（1）头低脚高位适用于失血性休克患者。患者仰卧，救护员将其头部放低并偏向一侧，下肢抬高。

（2）半卧位适用于呼吸困难的患者。

（3）中凹卧位适用于休克患者。将其头及下肢抬高，有利于气道畅通和下肢静脉回流，增加回心血量。

十一、现场心肺复苏的其他事项

（一）单纯胸外按压的CPR

做CPR时，有些人不愿意对患者实施口对口呼吸，即行单纯胸外按压。研究表明，成人CPR最初6～12min并非一定需要正压通气，因此单纯胸外按压的CPR是可以实施的。

（二）不要因场所更换中断按压

如果现场不安全，如在失火建筑中，应把患者转移到安全区域，然后立即开始

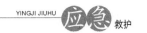

CPR。在实施有效 CPR 使患者循环重新恢复前,或其他急救人员到来前,不应随意转移患者。

1. 楼梯

运送患者有时需上下楼梯,最好在楼梯口进行 CPR。预先规定好转运时间,尽可能快地转至下一个地方,之后立即重新开始 CPR。CPR 中断时间尽可能短,且尽可能避免中断。

2. 担架

在将患者转至救护车或其他移动性救护设备途中,仍不要中断 CPR。如果担架较低,急救人员可跟随在担架旁边,继续实施胸外按压。如果担架或床较高,急救人员应跪在担架或床上,以达到患者胸骨的高度,便于 CPR。

(三)CPR 易发生的并发症

1. 人工呼吸的并发症

急救中进行人工呼吸时,过度通气和通气流量过快,都易导致胃扩张,尤其是儿童更易发生胃扩张。通过维持通畅的气道,限制与调节通气流量足以使胸廓起伏即可。

2. 胸外按压的并发症

正确的 CPR 技术可减少并发症。对成人患者,即使胸外按压动作得当,也可能造成肋骨骨折,但婴儿和儿童很少发生肋骨骨折。胸外按压的其他并发症包括肋骨与胸骨分离、气胸、血胸、肺挫伤、肝脾撕裂伤和脂肪栓子。按压过程中,手的位置要正确,用力要均匀有力,可减少并发症的发生。

第四节　自动体外除颤器(AED)

AED 是一种便携式医疗设备,它可以诊断特定的心律失常,并且给予电击除颤,是可以被非专业人员使用的、用于抢救心搏骤停患者的医疗设备。

一、自动体外除颤器(AED)在现场救护中的作用

早期电除颤对救治心搏骤停的患者至关重要,因为:

(1)心搏骤停最常见的心律失常是心室纤维性颤动(室颤,VF)或无脉性室速(VT)。

(2)室颤的严重后果是心搏骤停。

(3)治疗室颤最有效的方法是电击除颤。

（4）成功除颤的机会转瞬即逝。

（5）未及时进行电击除颤者在数分钟内就可能出现心脏停搏。

早期电除颤是生存链各环节中可能提高生存率的有效手段，对增加院前心搏骤停患者的生存机会起到关键作用。室颤后每延迟电除颤1min，其死亡率会增加 7%～10%。在人口稠密的社区和人员活动多的场所，装备自动体外除颤器（AED），并培训现场急救人员，对挽救心搏骤停患者生命意义重大。

AED 的概念
和作用

二、自动体外除颤器

自动体外除颤器包括自动心脏节律分析系统和电击咨询系统，可自动发出实施电击的指令，由操作者判断后，按"SHOCK"键完成电除颤。AED 只适用于无反应、无呼吸和无循环体征的心室颤动或无脉性室速患者。AED 在极短时间内放出大量电流经过心脏，以终止心脏所有不规则、不协调的活动，使心脏搏动自我正常化。

AED 的使用

三、自动体外除颤器的使用

（1）打开电源开关，按语音提示操作。

（2）AED 电极片安置部位。心尖部电极安放在左腋前线第五肋间外侧，心底部电极放置在胸骨右缘，锁骨之下。婴儿及儿童使用 AED 时应采取具有特殊电极片的 AED，安放电极片的部位可同成年人，也可在胸前正中及背后左肩胛处。电极片安放时要避开皮肤破损处、皮下起搏器等，如患者胸毛过多导致电极片不能和皮肤紧密贴合，则需先去毛。

（3）救护员用语言告知周边人员不要接触患者，等候 AED 分析患者心律是否需要电除颤。

（4）救护员得到除颤信息后，等待充电，确定所有人员未接触患者，且患者胸前两电极片之间无汗、水，可准备除颤。

（5）按键钮电击除颤。电极片在除颤后不去除，直至送到医院。

（6）继续 CPR 2min 后，AED 将再次自动分析心律，医护人员可根据 AED 上显示的心电图决定下一步操作。

四、AED 使用的注意事项

（1）AED 主要是针对失去反应、失去呼吸或仅有濒死喘息的患者，不应对其他患者（包括出现胸闷、胸痛的患者）使用，避免 AED 诊断失误或进行不必要的治疗。

AED 和心肺
复苏的配合

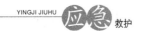

（2）使用过程中需避免患者胸前水分过多,胸毛较多的患者需剔除胸毛。若出现患者安装起搏器等特殊情况,电极贴片须避开起搏器。

（3）可在雪地或潮湿地面使用,但避免患者在水中时使用。

（胡爱招）

课后自测

第三章　窒息患者的应急救护

 导入语

　　窒息是极其凶险的急症,在日常生活中非常多见。窒息常发生于昏迷舌根后坠,各种原因所致异物进入呼吸道(大的异物停滞在气道口,小的异物嵌于支气管),严重的患者可因缺氧很快出现发绀,最终引起意识丧失和心搏呼吸骤停。现场不进行急救直接送医院是极其危险的,因为异物一旦造成气道窒息,几分钟就能夺走患者的生命。即使抢救成功也常因为脑部缺氧过久而导致失语、智力障碍、瘫痪等后遗症。大脑缺氧超过10min,其损伤几乎不可恢复。早期识别并设法去除舌根后坠或将异物驱出气道至关重要。在前面的章节里我们已经学习了如何通过仰头举颏法来解除舌根后坠引起的呼吸道堵塞,本章重点内容是气道异物的急救。

 学习目标

　　1.能正确识别气道异物梗阻;

　　2.能说出发生气道异物梗阻的原因;

　　3.能在气道梗阻时正确进行急救;

　　4.能正确判断气道梗阻有无解除;

　　5.能说出如何预防气道异物梗阻。

第一节　医学基础知识

　　咽喉部是呼吸道与消化道的共同通道,上起颅底,下达环状软骨平面下缘。成人咽喉部全长12～14cm。

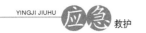

一、咽的生理功能

1. 吞咽功能

当吞咽的食团接触舌根及咽峡黏膜时即引起吞咽反射。食团到咽腔时软腭上举,关闭鼻咽腔,舌根隆起,咽缩肌收缩,压迫食团向下移动。杓状会厌肌、甲状会厌肌及甲舌骨肌等收缩及舌根隆起,使会厌覆盖喉口,在呼吸发生暂停的同时,使声门紧闭,喉上提,梨状窝开放,食团越过会厌进入食管。

2. 呼吸功能

正常呼吸时,空气经过鼻和咽腔,软腭必须保持松弛状态。若鼻或鼻咽有阻塞,将影响鼻腔的正常呼吸作用,而张口呼吸。咽腔黏膜内富有腺体,故有继续对空气加温、湿润的作用。

3. 保护和防御功能

咽肌运动对机体起着重要的保护作用,在吞咽和呕吐时,咽肌收缩可暂时封闭鼻咽和喉部,使食物不致反流入鼻腔或吸入气管。若有异物进入咽部,可因咽肌收缩而阻止下行,产生呕吐反射,吐出异物。

二、喉的生理功能

1. 呼吸功能

喉是空气出入肺部的必经之路,声门为呼吸道最狭窄处,声带的运动可改变声门的大小以控制出入的气流量;喉黏膜内的化学感受器可在受到刺激时,反射性地影响脑干呼吸中枢,控制呼吸功能。

2. 发声功能

喉是发声器官,发声的主要部位是声带。正常人在发声时,先吸入空气,然后将声带内收拉紧,并控制呼气。自肺部呼出的气流冲动靠拢的声带使之振动即发出声音。声音的强度取决于呼气时的声门下压力和声门的阻力。声调取决于振动时声带的长度、张力、质量和位置。至少有40条肌肉参与了发声。

3. 保护功能

形成3道防线(会厌、室带、声带),对下呼吸道有保护作用。吞咽时3道防线同时关闭,食管口开放,食物从梨状窝进入食管。此外,杓状会厌襞收缩时亦会关闭喉入口,可以防止食物、呕吐物及其他异物落入呼吸道。

4. 屏气功能

声带内收,声门紧闭时可完成咳嗽及喷嚏动作,以及协助完成大小便、呕吐、分娩及举重动作。

三、吞咽的生理分期

吞咽是指食物在口腔内经咀嚼、粉碎后,经咽部、食道运送至胃部的反射活动。它是人体较复杂的躯体反射之一,由多种感觉、运动神经共同支配。吞咽这一复杂动作,可以人为地按照食团的位置分为 5 期,即认知期、准备期、口腔期、咽期和食管期。实际上各期之间密不可分,在中枢神经系统的调控下,各期协同运动完成一次有效吞咽。

1.认知期

认知期是指将食物放入口中之前的这一阶段,又称先行期。在此阶段,人们通过视觉、嗅觉等对眼前的食物搜集情报,通过手指触摸等触压觉获得有关食物的物理性质的信息,并将这些信息传递至中枢神经系统。中枢神经系统加以分析综合,形成有关进食与吞咽的指令,做好前期准备,包括唾液的分泌、胃肠的蠕动以及腺体的分泌等生理过程;同时还要做准备吞咽的工作,对食物的硬度、温度、味道、一口量等进行感知,从而决定进食的速度和食量,预测口腔的处理方法,进行摄食程序的编制。

2.准备期

准备期是指摄入食物至完成咀嚼,为吞咽食物做准备的阶段,又称咀嚼期。口腔内的食物同时刺激不同的感受器,如触觉、味觉和温度感受器。这些感受器感知的信息同时传递至脑干吞咽中枢,在高级神经中枢的调控下,三叉神经支配咀嚼肌,负责食物的咀嚼;舌下神经支配舌肌,负责舌肌的运动,对食物进行搅拌,并避免食物落入气管。这些动作几乎同时受大脑皮层的调控。这期间,根据食物的温度、数量、黏调度等,面颊肌、舌肌的力量要不断进行适当调整。

3.口腔期

口腔期是指舌推进食团开始向后运动到进入咽部之前的过程。这一过程与众多的肌肉及神经系统密切相关。食团在口腔内传递的时间为 1～1.25s。

4.咽期

咽期是指食团从进入口咽部开始到通过食管上括约肌进入食道的阶段。这一阶段的运动均为反射性运动,用时不足 1s,却由 20 多对肌肉共同协调完成,这时期喉部是封锁的,以防止食物流入呼吸道。咽期的启动标志着吞咽反射的开始,并且"无折返"。也就是说,这部分吞咽反射一旦开始,必须完成,个体无法在吞咽过程中随时终止。

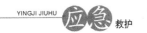

吞咽时,食团由食道入口处移送至胃部入口处的这一阶段称为食管期。这一阶段是在食管平滑肌与横纹肌收缩的共同作用下实现的。平滑肌的协作是重要的,所以该期不受吞咽中枢控制。该期时间为 8～20s。

第二节　气道异物梗阻的原因及临床表现

一、气道异物梗阻的原因

气道异物梗阻通常在人吃喝时发生。发生气道异物梗阻风险比较大的人群除了婴幼儿和老年人,还包括意识水平下降者、药物中毒和酒精中毒者、有影响吞咽和咳嗽反射的神经功能缺损者(如中风、帕金森病、脑瘫、痴呆等疾病患者)、患呼吸道疾病者、牙齿不好者。儿童和婴幼儿发生气道梗阻包括食物梗阻和非食物梗阻。常见的异物有果冻、糖果、排骨、鸡块、花生米、话梅、药片、瓜子、纽扣、硬币或小玩具等,常见原因有以下几种:

为什么会发生气道异物梗阻?

1. 饮食不慎

婴幼儿和儿童,特别是 1 到 3 岁的儿童牙齿发育不完善,咀嚼功能差,不能嚼碎较硬食品,会厌软骨发育不成熟,喉的防御反射功能差,保护作用不健全,又有喜欢抓吃食物、口含异物的习惯,在哭闹或嬉笑时易将口腔中的物品吸入呼吸道导致梗阻。成人大多数发生在进餐时,因进食急促,特别是在摄入大块的咀嚼不全的硬质食物时,若同时大笑或说话,极易使一些食物团块滑入呼吸道引起梗阻;部分老年人可因咳嗽、吞咽的功能差,实物或活动的牙齿误入呼吸道,引起梗阻。

2. 酗酒

大量饮酒时,血液中乙醇浓度升高,使咽喉部肌肉松弛而吞咽失灵,食物团块滑入呼吸道。

3. 昏迷

各种原因所致的昏迷患者,因舌根后坠、胃内容物反流入咽部,阻塞呼吸道或误吸入呼吸道导致气道梗阻。

4. 其他

如企图自杀或精神病患者故意将异物送入口腔而插入呼吸道。又如上呼吸道手术中,器械装置不稳,或切除的组织突然滑落气道。

二、气道梗阻的临床表现

识别气道梗阻是成功解除危险的关键。不要把气道梗阻导致的呼吸困难等紧急情况与晕厥、心脏病发作、癫痫、过敏反应或其他可能造成突发呼吸窘迫、发绀或意识丧失的病症相混淆。异物可能造成轻微气梗阻或严重梗阻，患者常常突发呛咳、声音嘶哑、呼吸困难、发绀等。

怎么识别气道异物梗阻？

1. 特殊表现

异物进入气道时，患者会感到极度不适、惊慌，常常不由自主以一手呈 V 状紧贴于颈前咽喉部，以示痛苦和求救。

2. 部分气道梗阻

患者出现咳嗽、喘气或咳嗽弱而无力，呼吸困难，张口吸气时有高调鸡鸣音或犬吠音，面色苍白，口唇发绀。

3. 完全气道梗阻

患者突发气急，无法发音说话，不能咳嗽、不能呼吸，面色发绀、皮肤呈青紫色。梗阻不及时处理，数分钟内即丧失意识、昏迷倒地，发生心搏骤停而导致死亡。

第三节　不同人群气道异物梗阻的急救方法

气道梗阻为突发情况，一旦发生，短时间可危及生命，现场急救原则是立即解除气道梗阻，保持呼吸道通畅。现场急救应采用简单易行、实用性强、不借助医疗设备就可将异物排除、畅通气道的方法。

一、成人自救法

1. 咳嗽法

异物仅造成不完全气道梗阻，患者能发音、说话、有呼吸、能咳嗽时，应鼓励患者自行咳嗽和用力呼吸，不干扰患者排除异物的任何行动，自主咳嗽产生的气流压力比人工咳嗽高 4～8 倍。急救者须持续观察患者情况，一旦轻度气道梗阻持续或加重为严重气道梗阻，就立即给予帮助并启动应急反应系统。

成人气道异物梗阻自救法

2. 腹部冲击法

患者站立位或坐位，身体前倾，头部与胸部水平或略低于胸部，口

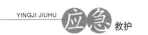

张开,一手握拳,拳眼置于上腹部,在剑突与脐之间,另一手紧握该拳,用力向内向上做 5 次快速连续冲击。

3. 腹部倾压硬物

患者将上腹部迅速倾压于椅背、桌角、铁杆或其他硬物上,然后做迅猛向前倾压的动作,以造成人工咳嗽,去除呼吸道内异物。

二、清醒成人及 1 岁以上儿童气道梗阻急救

1. 轻微气道梗阻

如果患者表现出轻微气道梗阻的体征,应鼓励患者不断咳嗽,用力呼吸,持续观察患者梗阻是否改善,直到情况好转。如出现严重气道梗阻,应立即进行现场急救。

成人气道异
物梗阻急救

2. 背部拍击法

如果患者表现出严重的气道梗阻症状,取立位或坐位,急救者站在患者的侧后位,用一只手抵住患者胸部以支撑患者,让患者头部前倾与胸部水平或低于胸部,用另一只手的手掌根在患者肩胛之间用力拍击,最多 5 次,充分利用重力将异物驱除,拍击应快而有力。每次拍击后查看气道梗阻有没有消除。

3. 腹部冲击法

该法又称 Heimlich 急救法。如背部拍击未能解除梗阻,立即采取腹部冲击,患者立位或坐位,急救者站立于患者身后,用双臂环抱其腰部,嘱患者弯腰,头部前倾,与胸部水平或低于胸部。急救者一手握拳,放在患者肚脐与剑突之间,另一只手抓住握拳的手,用力向内向上冲击,重复 5 次。如果梗阻仍未去除,则 5 次后背拍击与 5 次腹部冲击交替进行。

4. 肥胖的成年人和孕妇气道梗阻急救

肥胖患者或妊娠后期孕妇气道完全梗阻时,采用胸部冲击法。患者取立位或坐位,急救者位于患者的背侧,双臂经患者腋下环抱其胸部,一手握拳,置于患者胸骨中央下半段,另一只手抓住握拳的手,用力向上冲击,重复 5 次。胸部冲击与胸外按压相似,但动作比后者大,节奏比后者慢,每次冲击之间有明显停顿。

三、1 岁以下有反应婴儿气道梗阻急救

1. 轻微气道梗阻

婴儿表现出轻微气道梗阻的体征,持续观察患儿梗阻改善情况,不要进行其他处置,直到情况好转。如出现严重气道梗阻,立即给予现场急救。

2.背部拍击

急救者坐着或跪着,一只手拇指放在婴儿下颌一侧,同只手另一个或两个手指放在下颚另一侧,以此托住婴儿的头,打开气道,不要按压颏下的软组织。将婴儿骑跨并俯卧在急救者的一侧前臂上,以大腿为支撑,使婴儿头低于躯干,利用重力作用帮助其清除异物,用另一只手的手掌根在婴儿肩胛之间用力拍击 5 次,每次拍击后查看气道梗阻有没有消除。

让果冻的悲剧不再重演

3.胸部冲击

如果 5 次后背拍击仍未能消除气道梗阻,则急救者一手掌托在婴儿枕部,使婴儿身体置于急救者两前臂之间,将婴儿翻转为仰卧姿势,头略低于躯干,以大腿为支撑,急救者用两手指在婴儿两乳头连线中点,以每秒 1 次的速度实施胸部快速冲击,重复 5 次。如果梗阻仍未去除,则 5 次背部拍击与 5 次胸部冲击交替进行,直至异物清除或婴儿没有反应。

四、失去反应的气道梗阻急救

完全气道梗阻患者若失去反应,急救者应立即呼叫帮助,派人启动应急反应系统,将患者置于硬质平面,开始心肺复苏,不需要检查脉搏。先进行胸外按压,每次开放气道给予急救呼吸时,将患者嘴尽量打开,查找异物。如果看到容易去除的异物,用手将其去除;如果没有发现异物,继续进行心肺复苏。

如气道梗阻婴儿失去反应,则立即停止拍背,呼叫帮助,派人启动应急反应系统,从胸外按压开始心肺复苏,每次打开气道在咽喉后寻找造成梗阻的异物。如果看到异物容易取出,将其取出。在 2min 的心肺复苏后,启动应急反应系统(如果还没有人启动)。

五、手指清除异物法

手指清除异物法一般只适用于可见异物,且为昏迷患者,应避免盲目用手指清除。急救者先用拇指及其他四指紧握着患者的下颌,并向前下方提牵,使舌离开咽喉后壁,以使异物上移或松动。之后急救者的拇指与食指交叉,前者抵十卜齿列,后者压在上齿列,两手指交叉用力,强使口腔张开。急救者用另一手的示指沿其颊部内侧插入,在咽喉部或舌根处轻轻勾出异物。另一种方法是用一手的中指及示指伸入患者口腔内,沿颊部插入,在光线充足的条件下,看准异物夹出。手指清除异物法不适用于意识清楚者,因手指刺入咽喉可使患者恶心呕吐。勾取异物动作宜轻,切勿动作过猛或粗莽,以免反将异物推入呼吸道深处。

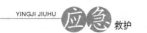

在气道异物清除的急救过程中,即使冲击方法实施正确,采用腹部冲击也有可能导致腹腔或胸腔并发症,如血管损伤、肋骨骨折、腹部器官破裂、膈破裂等。另外,还有可能导致胃内容物误吸而加重梗阻。因此,在气道梗阻解除后,要让患者转诊到医院。

六、气道异物的预防

(1)给哺乳期的婴儿喂奶时,要注意时机,不要在婴儿过饱或过度饥饿时喂奶,不要在哭闹、嬉笑时喂奶,注意控制喂奶的量及速度,以免婴儿来不及吞咽导致呛咳或溢奶导致误吸。

(2)指导儿童不要养成口内含物的习惯。当小孩口中含有食物的时候,不要引逗他们哭笑、说话或惊吓他们,以防将食物吸入气管。把容易吸入的小物品放在儿童触碰不到的地方。

(3)当发生呕吐时,将头偏向一侧,使胃内容物容易吐出,以免误吸入气管。

(4)避免进食时谈笑、狼吞虎咽,老年人及幼儿的食物要尽可能切小块、延长烹煮时间。

(5)避免酗酒和醉酒。

(6)如咽部有异物,不可轻易用手指挖取,也不可以吞咽大块食物的方法将异物吞入食道。

(吴玲玲)

课后自测

第四章　创伤救护

 导入语

创伤救护是一个古老的医学课题。随着社会文明的进步和经济的发展,不少疾病已得到有效控制,创伤反而与日俱增,被称为发达社会疾病。在中国,创伤死亡已成为第 5 位的死因,是 35 岁以下居民的第 1 位死因,每年因创伤致死 70 万余人,伤者数百万。严重创伤患者伤情复杂、病情变化快,常因失血性休克和心脏压塞而迅速死亡,院前救护是创伤救治过程中的一个重要环节。

创伤死亡呈现三个峰值分布:第一个高峰期出现于意外发生后数秒至数分钟内,见于脑或脑干损伤、大出血等严重创伤患者,能存活者为数极少。第二个高峰期出现在意外发生后数分钟至数小时内。死因主要有颅内血肿、血气胸、肝脾破裂、骨盆骨折伴大出血等,专家形容这段时间为急症救治的"第一时段"。第三个高峰为伤后数天至数周,主要原因为严重感染和多器官功能不全。

创伤现场救护包括检伤分类、心肺复苏、维持通气、止血、包扎、固定、搬运和心理支持等技术。非常有必要让更多人通过培训熟练掌握这些技术,使伤员在专业人员到达现场前得到初步救护,从而有效地降低死亡率。本节内容主要涉及创伤基础知识,包括创伤止血、包扎、固定和搬运等现场救护技术。

 学习目标

1. 能准确判断伤情;
2. 能为出血伤员正确实施止血;
3. 能正确有效包扎伤口;
4. 能为骨折伤员正确实施固定;
5. 能采取正确的方法搬运伤员;
6. 能正确处理特殊伤员;
7. 能说出创伤的相关理论知识。

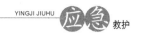

第一节　创伤的基础知识

创伤是常见的对人体的伤害。严重创伤的应急救护要求快速、正确、有效,以挽救伤员的生命,防止损伤加重和减轻伤员的痛苦。本章重点介绍应急救护创伤的基本原则,止血、包扎、固定、搬运四项基本技术,以及特殊损伤的早期处理原则和基本方法等。

一、创伤常见原因及特点

创伤主要指机械性致伤因素(或外力)造成的机体损伤。广义的造成创伤的原因包括物理、化学、生物等因素。创伤常见原因有交通事故中发生的撞击、碾压,日常生产、生活中意外发生的切割、烧烫、电击、坠落、跌倒,以及自然灾害和武装冲突中发生的砸埋、挤压、枪击、爆炸等。这些都会造成各种损伤,导致人体组织结构的损害和功能障碍。

创伤的特点是发生率高,危害性大,严重的创伤如救治不及时将导致残疾,甚至威胁生命。了解创伤的特点,有助于在早期救治中及时采取有效的措施,以达到挽救生命和减轻伤残的目的。

二、创伤主要类型

根据损伤形态、受伤部位等不同,对创伤可以用不同的方法分类。

(1)按有无伤口分类,可分为开放性损伤和闭合性损伤。其中,开放性损伤包括擦伤、割伤、撕脱伤及穿刺伤等;闭合性损伤包括挫伤、扭伤、拉伤、挤压伤、爆震伤、关节脱位、闭合性骨折和内脏损伤等。

(2)按受伤部位分类,可分为颅脑伤、颌面伤、颈部伤、胸部伤、腹部伤、脊柱伤、骨盆会阴部损伤、四肢伤等。

(3)按受伤部位的多少及损伤的复杂性分类,可分为单发伤、多发伤、多处伤、复合伤等。

在应急救护伤员时,应根据伤员的创伤类型选择相应的救护方法。

三、创伤应急救护的目的

创伤应急救护的目的是争取在最佳时机、最佳地点,尽最大努力去救护最多的伤员。最佳时机即在创伤发生后的第一时间,由救护员及时采取相应的急救措施救护伤员,而不只是等待专业急救人员赶到现场。最佳地点是指在安全并便于抢救的地点救护伤员。不要在危险的环境中盲目救护伤员,应该在确保救护员和伤员都处于相对安全环境的情况下及时施救。这就需要救护员对现场的环境是否安全做出正确的判断,分析可能存在的危险因素,并采取相应措施。尽可能利用现场一切可以利用的物品,因地制宜,就地取材,与现场其他救护员协作,共同救护伤员。在充分发挥现场人力物力的情况下,科学有序地救护伤员,提高救护效率。尤其是在应急救护人力、物力不足的情况下,更应有序地抢救,避免无序分散的抢救,才能达到救护最多伤员的目的。

四、创伤应急救护原则

在应急救护中,救护员要遵守救护原则。在有大批伤员等待救援的现场,应突出"先救命,后治伤"的原则,要尽量救护所有可能救活的伤员,不能只注意抢救受伤最重但几乎没有救活希望的伤员,使更多的本可以救活的伤员失去及时得到救护的时机。

经过救护培训的救护员,一般都掌握了现场的救命知识和技能,如清理呼吸道、保持呼吸通畅、止血、包扎等,应用于现场抢救,能够挽救伤员的生命。在医疗急救人员到达现场之前,救护员不应做过多的现场治疗,而应尽快处理危及伤员生命的外伤,如止住大出血、保持呼吸道通畅等。只要伤员情况允许,应及时将其转送到医院,以尽快得到专业医疗救治。如果在现场盲目治伤,还有可能造成更为严重的"二次损伤"。例如,在现场盲目复位骨折,可以造成骨折部位神经、血管的进一步压迫或挫伤,甚至断裂;盲目拔出插入伤口的较大异物,可以导致体内大出血,造成伤员在短时间内休克死亡。

五、现场伤员的初步检查

在应急救护中要注意对伤员重要部位的检查,因为救护针对的是伤员整体,而不仅仅是损伤局部。初次参加应急救护时,救护员常常因为紧张而把注意力只集中到伤口上,却忽视了检查伤员的重要部位和关注伤员整体情况的变化。对伤员初步的检查和评估顺序:对于伤势较重的伤员,一般应在情况较平稳(如止住了活动性出血或解除了呼吸道梗阻)后,立即检查其头、胸、腹是否有致命伤。在确认没有致命伤之后,再进一步包扎没有活动性出血的伤口、固定骨折等,以避免耽误致命损伤的早期抢救。检查顺序如下:

(1)观察伤员呼吸是否平稳,头部是否有出血。

(2)双手贴头皮触摸检查是否有肿胀、凹陷或出血。

(3)用手指从颅底沿着脊柱向下轻轻、快速地触摸,检查是否有肿胀或变形。检查时不可移动伤员。如有可疑颈椎损伤,应固定颈部。

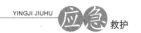

（4）双手轻按双侧胸部，检查双侧呼吸活动是否对称、胸廓是否有变形或异常活动。

（5）双手上下左右轻按腹部四个象限，检查腹部软硬，是否有明显包块、压痛。

此外，还应注意伤员是否有骨盆、下肢以及脊柱的损伤。

检查伤员要认真仔细且迅速，发现异常须立即进行急救处理。初步检查后，救护员应对伤员的整体情况做出判断，这有利于在后续的救治和转运中采取相应措施，防止"二次损伤"发生和伤病加重。初检结果还应与以后的复检结果做对比，以判断伤病情况的变化。

现场检查的方法以简便易行为宜，主要需依靠救护员的感官体察。以检查伤员血液循环状况为例，如果现场照明尚可，能够用肉眼观察，则可以压迫指甲，观察复充盈时间（是否在 2s 以内）来估计血液循环状况。

在没有光亮、肉眼看不见的情况下，可以用摸脉搏的方法判断循环状况：一般情况下，如果桡动脉搏动可触及，收缩压为 90mmHg 以上；如果桡动脉搏动不可触及，而股动脉搏动可触及，收缩压为 70～80mmHg；如果仅颈动脉搏动可触及，则收缩压应已降至 60mmHg 左右；一旦颈动脉搏动不能触及，说明伤员血压已经不能维持大脑的血液供应，需要立即开始心肺复苏抢救。

第二节　创伤出血与止血

严重的创伤常引起大量出血而危及伤员的生命，在现场及时、有效地为伤员止血是挽救生命必须采取的措施。在医务人员到来之前为伤员止血，要根据现场条件，选择可行的止血措施，同时还要避免或尽量减少止血措施给伤员带来不必要的损伤。

血液由血浆和血细胞组成。成人的血液约占自身体重的 8%，每公斤体重含有 60～80ml 血液。

一、出血类型

（一）按出血部位分

出血是指血管破裂导致血液流至血管外。按出血部位分为外出血与内出血。外出血是指血液经伤口流到体外，在体表可看到出血；内出血是指血液流到组织间隙、体腔或皮下，形成脏器血肿、积血或皮下淤血。外出血显而易见，严重的内出血常因在体表看不到而隐匿凶险。身体受到创伤时可能同时存在内、外出血。

(二)按血管类型分

血管分为动脉、静脉和毛细血管三种类型。根据发生出血损伤的血管类型,可分为动脉出血、静脉出血和毛细血管出血(见图4-1)。

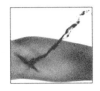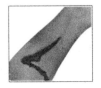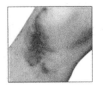

动脉出血　　　　　静脉出血　　　　毛细血管出血

图4-1　出血类型

1.动脉出血

动脉血含氧量高,血色鲜红。动脉内血液流速快,压力高,一旦动脉受到损伤,出血可呈涌泉状或随心搏节律性喷射。大动脉出血可导致循环血容量快速下降。

2.静脉出血

静脉血含氧量少,血色暗红。静脉内血液流速较慢,压力较低,但静脉管径较粗,能存有较多的血液,当曲张的静脉或大的静脉损伤时,血液也会大量涌出。

3.毛细血管出血

任何出血都包括毛细血管出血。开始出血时出血速度比较快,血色鲜红,但出血量一般不大。身体受到撞击可引起皮下毛细血管破裂,导致皮下淤血。

二、失血量与症状

(1)轻度失血指失血量占全身血容量的20%(成人失血约800ml)以下。可有口渴、面色苍白、出冷汗、手足湿冷、脉搏快而弱(每分钟100次以上)等表现。

(2)中度失血指失血量占全身血容量的20%～40%(成人失血800～1600ml)。可有面色苍白、手足湿冷、头昏、烦躁不安、呼吸急促、脉搏细弱、血压下降、尿量减少等表现。

(3)重度失血指失血量占全身血容量的40%(成人失血约1600ml)以上。可有表情淡漠或昏迷,脉搏细、弱或摸不到,血压测不清,随时有生命危险。

三、外出血止血方法

(一)止血材料

常用的材料有无菌敷料、绷带、三角巾、创可贴、止血带,也可用毛巾、手绢、布料、衣物等代替。救护员在为伤员止血时要采取防止感染的措施,如处理伤口前应洗手,尽可能戴医用手套或不透水的塑料手套,戴口罩,必要时戴防护眼镜或防护罩。处理伤口时要保护伤口,防止自身感染和感染扩散。处理伤口后要用肥皂、流动水彻底洗手。如自己的皮肤被划伤,应尽快就医,采取必要的免疫措施。

(二)少量出血的处理

伤员伤口出血不多时,可做如下处理:

(1)救护员先洗净双手(最好戴上防护手套),然后用清水、肥皂把伤员伤口周围洗干净,用干净柔软的纱布或毛巾将伤口周围擦干。

(2)表面伤口和擦伤应该用干净的水冲洗,最好是用自来水,因为水压有利于冲洗。

(3)用创可贴或干净的纱布、手绢包扎伤口。注意:不要将药棉或有绒毛的布直接覆盖在伤口上。

(三)严重出血的止血方法

控制严重的出血,要分秒必争,立即采取止血措施,同时呼叫救护车。

1.直接压迫止血法

这是最直接、快速、有效、安全的止血方法,可用于大部分外出血的止血。

(1)救护员快速检查伤员伤口内有无异物,如有表浅小异物可将其取出。

直接压迫止血法

(2)将干净的纱布块或手帕(或其他干净布料)作为敷料覆盖到伤口上,用手直接压迫止血。注意:必须是持续用力压迫。

(3)如果敷料被血液湿透,不要更换,再取敷料在原有敷料上覆盖,继续压迫止血,等待救护车到来。

2.加压包扎止血法

该法是在直接压迫止血的同时,再用绷带(或三角巾)加压包扎。

(1)救护员首先直接压迫止血,压迫伤口的敷料应超过伤口周边至少 3cm。

(2)用绷带(或三角巾)环绕敷料加压包扎。

(3)包扎后检查肢体末端血液循环。如包扎过紧影响血液循环,应重新包扎。

3.止血带止血法

当四肢有大血管损伤,直接压迫无法控制出血,或不能使用其他方法止血(如有多处损伤,伤口不易处理,或伤病情况复杂)以致危及生命时,尤其在特殊情况下(如灾难、战争环境、边远地区),可使用止血带止血。使用止血带的救护员应接受过专门的急救训练。

(1)表带式止血带止血:如上肢出血,在上臂的上 1/3 处(如下肢出血,在大腿的中上部)垫好衬垫(可用绷带、毛巾、平整的衣物等),将止血带缠绕在肢体上,一端穿进扣环,并拉紧至伤口停止出血为度;在明显的部位注明结扎止血带的时间。

表带式止血带止血法

(2)橡胶管止血带止血:橡胶管弹性好,可用作止血带,但直径不可过细,否则易造成局部组织损伤。操作时,在准备结扎的部位加好衬垫,救护员用左手拇指与食、中指拿好止血带的一端(A 端)约 10cm处,右手拉紧止血带缠绕伤侧肢体连同救护员左手食、中指两周,同时压住止血带的 A 端;然后将止血带的另一端(B 端)用左手食、中指夹紧,抽出手指时由食指、中指夹持 B 端从两圈止血带下拉出一半,使其成为一个活结。需要松止血带时,只要将尾端拉出即可。

(3)布带止血带止血:在事故现场,往往没有专用的医用气囊止血带或其他止血带,救护员可根据现场情况,就便取材,利用三角巾、围巾、领带、衣服、床单等作为布带止血带。但布带止血带缺乏弹性,止血效果差,如果过紧还容易造成肢体损伤或缺血坏死,因此,尽可能在短时间内使用。

布带止血带止血

首先将三角巾或其他布料折叠成约 5cm 宽、平整的条状带;如上肢出血,在上臂的上 1/3 处(如下肢出血,在大腿的中上部)垫好衬垫(可用绷带、毛巾、平整的衣物等);用折叠好的条状带在衬垫上加压绕肢体一周,两端向前拉紧,打一个活结(也可先将条状带的中点放在肢体前面,平整地将带的两端向后环绕一周作为衬垫,交叉后向前环绕第二周,并打一活结);将一绞棒(如铅笔、筷子、勺把、竹棍等)插入活结的外圈内,然后提起绞棒旋转绞紧至伤口停止出血为度;将棒的另一端插入活结的内圈固定(或继续打结将绞棒的一端固定);结扎好止血带后,在明显的部位注明结扎止血带的时间。

(4)注意事项:用止血带止血具有潜在的不良后果,如止血带部位神经和血管的暂时性或永久性损伤,以及由肢体局部缺血导致的系统并发症,包括乳酸血症、高钾血症、心律失常、休克、肢体损伤和死亡。这些并发症与止血带的压力和阻断血流的时间有关。因此在使用止血带止血时要注意:①上止血带前,应先将伤肢抬高,促使静脉血液回流,以减少血液流失。②止血带不要直接结扎在皮肤上,应先用平整的衬垫垫好,冉结扎止血带。③结扎止血带的部位上肢在上臂的上 1/3 处,避免结扎在中 1/3 以下,防止桡神经损伤;下肢在大腿中上部。对于损毁的肢体,也可把止血带结扎在靠近伤口的部位,有利于最大限度地保存肢体,特别是伤口以下的肢体可能需要截肢或保留困难的情况下更需如此,以利于重建假肢。④止血带松紧要适度,以伤口停止出血为度。过紧容易造成肢体损伤或缺血坏死;过松只能压迫静脉,使静脉血液回流受阻,反而加重出血。⑤结扎好止血带后,要在明显部位加上标记,

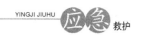

注明结扎止血带的时间,应精确到分钟。⑥结扎止血带的时间一般不应超过 2h,而且每隔 40～50min 若发现伤员远端肢体变凉,应松解一次,以暂时恢复远端肢体的供血。松解时如有出血,可压迫伤口止血。松解约 3min 后,在比原结扎部位稍低的位置重新结扎止血带。⑦解除止血带,应在输液、输血与采取其他有效的止血措施后进行。如止血带以下组织已明显广泛坏死,在截肢前不宜松解止血带。⑧禁止把细铁丝、电线、绳索等用作止血带。

四、可疑内出血的现场判断与处理

内出血可由外伤引起,如骨折或物体撞击,也可由非外伤引起,如胃溃疡出血、异位妊娠出血等。重要器官内积血而受到压迫会危及生命,如胸腔内、心包内以及颅内出血等。严重的内出血常导致失血性(低血容量性)休克。如果伤病员出现休克症状但在体表见不到出血,应怀疑有严重的内出血。

(一)可疑内出血的一般判断

(1)伤员面色苍白,皮肤出现发绀。

(2)口渴,手足湿冷,出冷汗。

(3)脉搏快而弱,呼吸急促。

(4)烦躁不安或表情淡漠,甚至意识不清。

(5)发生过外伤或有相关疾病史。

(6)皮肤有撞击痕迹,局部有肿胀。

(7)体表未见到出血。

(二)根据体表腔道出血的判断

有时内出血的症状与出血部位有关,最明显的是通过体表腔道(如耳道、鼻腔、口腔等)流出鲜血或带血的液体,往往预示着相关脏器的损伤或疾病。

(三)可疑内脏出血应急救护措施

(1)拨打急救电话或尽快送伤员去医院。

(2)伤员出现休克症状时,应立即采取救护休克的措施。

(3)在急救车到来前,应密切观察伤员的呼吸和脉搏,保持气道通畅。

(4)不可给伤员饮食,以免影响手术麻醉。如口渴可湿润一下嘴唇。

(5)不要离开伤员,除非拨打急救电话和找人帮助。

(6)不要用热水袋或其他加热用品给伤员热敷。

五、伤口出血止血操作流程

伤口出血止血操作的流程详见图 4-2。

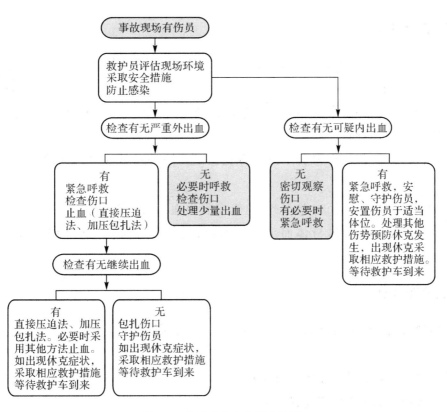

图 4-2　伤口出血止血操作流程

第三节　现场包扎技术

　　快速、准确地将伤口用自粘贴、尼龙网套、纱布、绷带、三角巾或其他现场可以利用的布料包扎，是外伤救护的重要一环。它可以起到快速止血，保护伤口，防止进一步污染，减轻疼痛的作用，有利于伤员转运和进一步的治疗。

一、概述

　　伤口是细菌侵入人体的门户之一。如果伤口被细菌感染，就有可能引起局部或全身严重感染并发脓毒症、气性坏疽、破伤风，严重损害健康，甚至危及生命。受伤以后，如果没有条件做清创手术，在现场要先进行包扎。包扎的目的有：

　　(1)保护伤口，防止进一步污染，减少感染机会。

　　(2)减少出血，预防休克。

　　(3)保护内脏、血管、神经和肌腱等重要解剖结构。

　　(4)有利于转运伤员。

二、伤口种类

(1)割伤:被刀、玻璃等锋利的物品将组织整齐切开。如伤及大血管,伤口会大量出血。

(2)瘀伤:受硬物撞击或压伤、钝物击伤,使皮肤深层组织出血,伤处淤血肿胀,皮肤表面青紫。

伤口种类

(3)刺伤:被尖锐的小刀、针、钉子等扎伤,伤口小而深,易引起深层组织受损。

(4)挫裂伤:伤口表面参差不齐,血管撕裂出血,并黏附污物。

(5)枪伤:子弹可穿过身体而出或停留体内,体表可见 1~2 处伤口,体内组织、脏器等受伤。

三、检查判断

现场处理时,要仔细检查伤口的位置、大小、深度、污染程度、有无异物及何种异物。

(1)伤口深,出血多,可能有血管损伤。

(2)胸部伤口较深时可能有气胸。

(3)腹部伤口可能有肝脾或胃肠损伤。

(4)肢体畸形可能有骨折。

(5)异物扎入人体可能损伤大血管、神经或重要脏器。

四、包扎材料

常用的包扎材料有创可贴、尼龙网套、三角巾、绷带、弹力绷带、胶带,以及就便器材如手帕、领带、毛巾、头巾、衣服等。

(1)创可贴:有各种大小不同规格,弹力创可贴适用关节部位损伤。

(2)绷带:卷状绷带具有不同的规格,可用于身体不同部位的包扎,如手指,手腕,上、下肢等。普通绷带利于伤口渗出物的吸收,高弹力绷带适用于关节部位损伤的包扎。

(3)就地取材:干净的衣物、手帕、毛巾、床单、领带、围巾等可作为临时性的包扎材料。

(4)胶带:具有多种宽度,呈卷状,用于固定绷带及敷料。对一般胶带过敏的,应采用纸制胶带。

(5)三角巾:较常见的三角巾展开状态为底边 135cm、两斜边均为 93cm 的等腰三角形,有顶角、底边、斜边与两个底角。在使用过程中可以根据具体情况将三角巾折叠成条形、燕尾式、环状或以原形进行包扎。

五、包扎要求

包扎伤口动作要快、准、轻、牢。包扎时部位要准确、严密、不遗漏伤口。包扎动作要轻,不要碰触伤口,以免增加伤员的疼痛和出血。包扎要牢靠,但不宜过紧,以免妨碍血液流通和压迫神经。包扎前伤口上一定要加盖敷料。具体要求包括:

(1)尽可能戴医用手套做好自我防护。

(2)脱去或剪开衣服,暴露伤口,检查伤情。

(3)加盖敷料,封闭伤口,防止污染。

(4)动作要轻巧而迅速,部位要准确,伤口包扎要牢固,松紧适宜。

(5)较大伤口不要用水冲洗(烧烫伤、化学伤除外)。

(6)不要对嵌有异物或骨折断端外露的伤口直接包扎,不要试图复位突出伤口的骨折端。

(7)不要在伤口上用消毒剂或药物。

(8)如必须用裸露的手处理伤口,在处理完成后,用肥皂清洗双手。

六、包扎方法

(一)尼龙网套及自粘创可贴

这是新型的包扎材料,应用于表浅伤口、头部及手指伤口的包扎。现场使用方便、有效。

1.尼龙网套包扎

尼龙网套具有良好的弹性,使用方便。头部及肢体均可用其包扎。先用敷料覆盖伤口并固定,再将尼龙网套套在敷料上。

2.各种规格的自粘创可贴包扎

创可贴透气性良好,具有止血、消炎、止疼、保护伤口等作用,使用方便,效果佳。选择大小合适的创可贴,除去包装,将中央部位对准伤口贴上即可。

(二)绷带包扎

1.环形法

此法是绷带包扎中最常用的,适用于肢体粗细较均匀处伤口的包扎。

绷带环形包
扎法

(1)伤口用无菌或干净的敷料覆盖,固定敷料。

(2)将绷带打开,一端稍作斜状环绕第一圈,将第一圈斜出一角压入环形圈内,

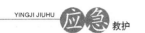

环绕第二圈。

(3)加压绕肢体环形缠绕4~5层,每圈盖住前一圈,绷带缠绕范围要超出敷料边缘。

(4)最后用胶布粘贴固定,或将绷带尾端从中央纵行剪成两个布条,两个布条先打一结,然后再缠绕肢体打结固定。

2.回返包扎

该法用于头部、肢体末端或断肢部位的包扎。下面以头部包扎为例说明回返包扎。

绷带回返包扎

(1)用无菌或干净的敷料覆盖伤口。

(2)先环形固定两圈,固定时前方齐眉,后方达枕骨下方。

(3)左手持绷带一端于头后中部,右手持绷带卷,从头后方向前绕到前额。

(4)固定前额处绷带向后反折。

(5)反复呈放射性反折,直至将敷料完全覆盖。

(6)最后环形缠绕两圈,将上述反折绷带固定。

3."8"字包扎

手掌、手背、踝部和其他关节处伤口选用"8"字包扎。下面以手部包扎为例说明"8"字包扎。

绷带"8"字包扎

(1)用无菌或干净的敷料覆盖伤口。

(2)包扎手时从腕部开始,先环形缠绕两圈。

(3)再经手和腕"8"字形缠绕。

(4)最后将绷带尾端固定在腕部。

(5)包扎关节时绕关节上下"8"字形缠绕。

绷带螺旋包扎

4.螺旋包扎

该法适用于粗细相等的肢体、躯干部位的包扎。

(1)用无菌的或干净的敷料覆盖伤口。

(2)先环形缠绕两圈。

(3)从第三圈开始,环绕时压住前一圈的1/2或1/3。

(4)最后用胶布粘贴固定。

5.螺旋反折包扎

该法用于肢体上下粗细不等部位的包扎,如小腿、前臂等。

(1)先用环形法固定始端。

(2)螺旋方法每圈反折一次,反折时,以左手拇指按住绷带上面的正中处,右手将绷带向下反折,向后绕并拉紧。

绷带螺旋反折包扎

（3）反折处不要在伤口上。

（三）三角巾包扎

使用三角巾时,注意边要固定,角要拉紧,中心伸展,敷料贴实。在应用时可按需要折叠成不同的形状,适用于不同部位的包扎。

三角巾头顶
帽式包扎

1.头顶帽式包扎

该法适用于头顶部伤口的止血包扎。

（1）将三角巾的底边折叠 1～2 横指宽,边缘置于伤员前额齐眉处,顶角向后。

（2）三角巾的两底角经两耳上方拉向头后部枕骨下方交叉并压住顶角。

（3）再绕回前额齐眉打结。

（4）顶角拉紧,折叠后掖入头后部交叉处内。

2.肩部包扎

该法适用于肩部伤口的止血包扎。

（1）单肩包扎:三角巾折叠成燕尾式,燕尾夹角约 90°,大片在后压住小片,放于肩上;燕尾夹角对准伤侧颈部;燕尾底边两角包绕上臂上部并打结固定;拉紧两燕尾角,分别经胸、背部至对侧,于腋前或腋后线处打结。

三角巾肩部
包扎

（2）双肩包扎:三角巾折叠成燕尾式,两燕尾角相等,燕尾夹角约 100°;披在双肩上,燕尾夹角对准颈后正中部;燕尾角过肩,由前向后包肩于腋前或腋后,与燕尾底边打结。

3.胸背部包扎

该法适用于胸背部伤口的止血包扎。

（1）双侧胸部包扎:三角巾折叠成燕尾式,两燕尾角相等,燕尾夹角约 100° 置于胸前,夹角对准胸骨上凹;两燕尾角过肩于背后,将燕尾顶角系带,围胸与底边在背后打结;然后,将一燕尾角系带拉紧绕横带后上提,再与另一燕尾角打结。

三角巾胸背
部包扎

背部包扎时,把燕尾巾调到背部即可。

（2）单侧胸部包扎:将三角巾展开,顶角放在伤侧肩上;底边向上反折置于胸部下方,并绕胸至背的侧面打结;将顶角拉紧,顶角系带穿过打结处上提系紧。

4.腹部包扎

该法适用于腹部伤口的止血包扎。

（1）三角巾底边向上、顶角向下横放在腹部,顶角对准两腿之间。

三角巾腹部
包扎

（2）两底角围绕腹部至腰后打结。

（3）顶角由两腿间拉向后面与两底角连接处打结。

5.单侧臀部（腹部）包扎

该法适用于单侧腹部（臀部）伤口的止血包扎。

（1）三角巾折叠成燕尾式，燕尾夹角约60°朝下对准外侧裤线。

（2）伤侧臀部的后大片压住前面的小片。

（3）顶角与底角中央分别过腹腰部到对侧打结。

（4）两底角包绕伤侧大腿根部在大腿前面打结。

（5）侧腹部包扎：将三角巾的大片置于侧腹部，压住后面的小片，其余操作方法与单侧臀部包扎相同，但两底角包扎伤侧大腿根在大腿后面打结。

6.手足包扎

该法适用于手足部伤口的止血包扎。

（1）三角巾展开。

（2）手指或足趾尖对向三角巾的顶角。

（3）手掌或足平放在三角巾的中央。

（4）指缝或趾缝间插入敷料。

（5）将顶角折回，盖于手背或足背。

（6）两底角分别围绕到手背或足背交叉。

（7）再在腕部或踝部围绕一圈后在腕部背侧或踝部前方打结。

三角巾手足
包扎

7.膝部（肘部）带式包扎

该法适用于关节部位伤口的止血包扎。

（1）将三角巾折叠成适当宽度的带状。

（2）将中段斜放于伤部，两端向后交叉缠绕，返回时分别压于中段上下两边。

（3）包绕肢体一周在肢体外侧打结。

三角巾膝部
带式包扎

8.悬臂带

该法适用于怀疑上肢骨折，现场予以固定者。

（1）小悬臂带：用于上臂骨折及上臂、肩关节损伤。三角巾折叠成适当宽的条带，中央放在前臂的下1/3处或腕部；一底角放于健侧肩上，另一底角放于伤侧肩上；两底角绕颈在颈侧方打结，将前臂悬吊于胸前。

（2）大悬臂带：用于前臂、肘关节等的损伤。三角巾顶角对着伤肢肘关节，一底角置于健侧胸部过肩于背后，伤臂屈肘（功能位）放于三角

三角巾小悬
臂带

巾中部,另一底角包绕伤臂反折至伤侧肩部,两底角在颈侧方打结,顶角向肘部反折,用别针固定或拷紧后掖入肘部,也可将顶角系带绕背部至对侧腋前线与底边相系,将前臂悬吊于胸前。

三角巾大悬
臂带

七、注意事项

(1)伤口上要加盖敷料。

(2)应用绷带包扎时,松紧要适度。

(3)有绷带过紧的现象,如手、足的甲床发紫,绷带缠绕肢体远心端皮肤发紫,有麻木感或感觉消失,严重者手指、足趾不能活动时,立即松开绷带,重新缠绕。

(4)无手指、足趾末端损伤者,包扎时要暴露肢体末端,以便观察末梢血液循环。

八、伤口包扎流程图

伤口包扎流程详见图4-3。

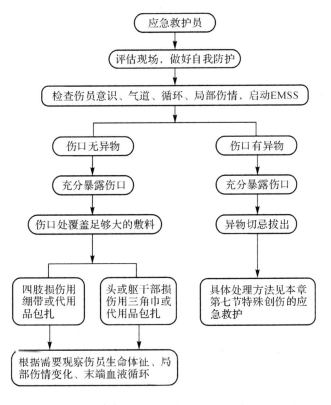

图 4-3　伤口包扎流程

51

第四节 现场骨折固定

现场骨折固定是创伤救护的一项基本任务。正确良好的固定能迅速减轻伤员伤痛,减少出血,防止损伤脊髓、神经、血管等重要组织,也是搬运伤员的基础,有利于转运后的进一步治疗。

一、概述

骨由于受直接外力(撞击、机械碾伤)、间接外力(外力通过传导、杠杆、旋转和肌肉收缩)、积累性劳损(长期、反复、轻微的直接或间接损伤)等因素的作用,其完整性和连续性发生改变,称为骨折。

(一)骨折固定的目的

(1)制动,减少伤员的疼痛。

(2)避免损伤周围组织、血管、神经。

(3)减少出血和肿胀。

(4)防止闭合性骨折转化为开放性骨折。

(5)便于搬运伤员。

(二)骨折类型

(1)闭合性骨折:骨折断端不与外界相通,骨折处的皮肤、黏膜完整。

(2)开放性骨折:骨折局部皮肤、黏膜破裂损伤,骨折端与外界相通,易继发感染。

(三)骨折的程度

(1)完全性骨折:骨的完整性和连续性全部被破坏或中断。骨断裂成三块以上碎块又称为粉碎性骨折。

(2)不完全性骨折:骨未完全断裂,仅部分骨质破裂,如裂缝、凹陷、青枝骨折。

(3)嵌顿性骨折(嵌插骨折):断骨两端互相嵌在一起。

(四)骨折判断

(1)疼痛:突出表现是剧烈疼痛,受伤处有明显的压痛点,移动时有剧痛,安静时疼痛减轻。根据疼痛的轻重和压痛点的位置,可以大体判断骨折的部位。无移位的骨折只有疼痛没有畸形,但局部可有肿胀和血肿。

(2)肿胀或瘀斑:出血和骨折端的错位、重叠,都会使外表肿胀,瘀斑严重。

(3)功能障碍:原有的运动功能受到影响或完全丧失。

（4）畸形：骨折时肢体会发生畸形，呈现短缩、成角、旋转等。

（5）血管、神经损伤：上肢损伤检查桡动脉有无搏动，下肢损伤检查足背动脉有无搏动。触压伤员的手指或足趾，询问有无感觉，手指或足趾能否自主活动。

二、固定材料

（一）脊柱部位固定

1. 颈托

颈托为颈部固定装置。尽量将受伤颈部制动，保护受伤的颈椎免受进一步损害，也防止损伤的颈椎伤及脊髓。其应用方法如下：伤员坐位时，救护员位于伤员的背后，用手固定伤员头部为正中位；将五指并拢，测量伤员锁骨至下颌角之间的距离（颈部高度），根据伤员颈部的高度调节颈托于合适宽度；固定颈托于下颌部，另一侧从颈后环绕，两端粘贴固定。

颈托的使用

2. 铝芯塑型夹板

将夹板弯曲环绕颈部，固定颈椎。

3. 脊柱板、头部固定器

脊柱板由一块纤维板或木板构成，长约180cm，板四周有相对的孔用于固定带的固定、搬运。应用脊柱板要配合颈托、头部固定器及固定带，适用于脊柱受伤的伤员。

4. 躯干夹板

躯干夹板专用于狭窄的空间，一般用于坐位的脊柱损伤的伤员（如将伤员从汽车座位中移出），给伤员佩戴颈托，保持伤员的躯干、头部和脊柱于正中位置。其应用方法如下：伤员戴上颈托，确保颈部制动，将躯干夹板放于伤员的背后，其正中位置紧贴脊柱；围住伤员身体，上贴住腋窝，躯干夹板上的固定带绕过身体前面固定套在另一边扣上；依次绑好前额、下颌、胸前绑带，将髋部固定。

（二）四肢部位固定

1. 充气式夹板

充气式夹板为塑料制品。用于四肢骨折，也可用于止血、防止进一步感染和水肿。救护员先将充气夹板拉链拉开包裹伤肢，再拉上拉链，将夹板气囊阀门拉起打开，口吹气至膨胀坚硬，然后将气囊阀门下压即关闭阀门。解脱夹板先将气阀上拉，放气后再拉开拉链。

2. 铝芯塑型夹板

铝芯塑型夹板用于四肢骨折，可调节夹板的长度。夹板表面有衬垫，可直接

固定。

3. 四肢各部位夹板

四肢各部位夹板分为上臂、前臂、大腿、小腿的固定板,并带有衬垫和固定带。

4. 小夹板

小夹板用于肢体的骨折固定,肢体不同部位的骨折有不同型号的组合夹板。小夹板对局部皮肤肌肉损伤小。

当现场无上述固定材料时,也可用杂志、硬纸板、木板、折叠的毯子、树枝、雨伞等作为临时夹板,或将受伤上肢缚于躯干,或将受伤下肢固定于健肢。

三、固定原则

现场环境安全,救护人员做好自我防护。

(1)首先检查意识、呼吸、脉搏及处理其他危及生命的情况。

(2)置伤员于适当位置,用绷带、三角巾、夹板固定受伤部位。

(3)夹板的长度应能将骨折处的上下关节一同固定,夹板与皮肤、关节、骨突出部位之间加衬垫,固定时操作要轻。

(4)骨断端暴露,不要拉动,不要送回伤口内,开放性骨折现场不要冲洗,不要涂药,应该先止血、包扎再固定。

(5)固定时,在可能的条件下,上肢为屈肘位,下肢呈伸直位。先固定骨折的上端(近心端),再固定下端(远心端),绑带不要系在骨折处,骨折两端应该分别固定至少两条固定带。

(6)暴露肢体末端以便观察血运。

(7)严密观察伤员其他情况。

四、固定方法

根据现场的条件和骨折的部位采取不同的固定方式。固定要牢固,不能过松或过紧。在骨折和关节突出处要加衬垫,以加强固定和防止皮肤损伤。根据伤情选择固定器材,如以上提到的一些器材,也可根据现场条件就地取材。

(一)锁骨骨折

锁骨骨折多由摔伤或车祸引起,表现为锁骨变形,有血肿,肩部活动时疼痛加重。可采用锁骨固定带或前臂悬吊固定。

锁骨骨折固定

现场也可用两条三角巾对伤肢进行固定。一条三角巾悬吊衬托伤肢,另一条三角巾折叠成宽带在伤肢肘上方将其固定于躯干。如无三角巾,可用围巾代替,或用自身衣襟反折固定。

(二)上肢骨折

1.上臂骨折(肱骨干骨折)

上臂骨折一般由摔伤、撞伤和击伤所致。上臂肿胀、淤血、疼痛,有移位时出现畸形,上肢活动受限。桡神经紧贴肱骨干,易损伤。固定时,骨折处要加厚垫保护,以防止桡神经损伤。

(1)铝芯塑型夹板固定:按上臂长度将夹板制成 U 形,屈肘位套于上臂;用绷带或布带缠绕固定;将前臂用三角巾悬吊于胸前,指端露出,检查末梢血液循环。

(2)木板固定:用两块木板,一块木板放于上臂外侧,从肘部到肩部,另一块放于上臂内侧,从肘部到腋下;关节及骨突出处放衬垫,用绷带或三角巾固定骨折部位的上下两端,屈肘位小悬臂带悬吊前臂;指端露出,检查末梢血液循环。

(3)纸板固定:现场如无小夹板和木板可用纸板或杂志、书本代替。将折叠成适当宽度及长度的纸板或杂志分别放于上臂的内、外两侧;伤肢与固定物间加衬垫;用布带捆绑,可起到暂时固定作用;固定后同样屈肘位悬吊前臂;指端露出,检查末梢血液循环。

(4)躯干固定:现场无夹板或其他可利用物时,可将伤肢固定于躯干。伤员屈肘位,大悬臂带悬吊伤肢;伤肢与躯干之间加衬垫;用宽带(超骨折部位上下两端)将伤肢固定于躯干;检查末梢血液循环。

2.上臂下段骨折(肱骨髁上骨折)

上臂下段骨折位置低,接近肘关节,局部有肱动脉、尺神经及正中神经,容易损伤。骨折后局部肿胀、畸形,肘关节半屈位。上臂下段骨折,现场不宜用夹板固定,因可增加血管神经损伤的机会,可直接用三角巾或围巾等将上肢固定于躯干,指端露出,检查末梢血液循环。

3.前臂骨折(桡、尺骨骨折)

前臂骨折可为桡骨或尺骨骨折,也可为桡、尺骨双骨折。前臂骨折相对稳定,血管神经损伤机会较小。

前臂骨折固定

(1)充气夹板固定:将充气夹板拉链拉开,包裹前臂,通过充气孔充气固定。

(2)夹板固定:两块木板固定,将木板分别置于前臂的外侧、内侧,加垫用三角巾或绷带捆绑固定,屈肘位大悬臂带将伤肢悬吊于胸前,指端露出,检查末梢血液循环。

(3)杂志、书本等固定:可用书本、杂志垫于前臂下方或外侧超肘关节和腕关节,用布带捆绑固定,屈肘位大悬臂带将伤肢悬吊于胸前,指端露出,检查末梢血液循环。

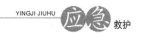
（4）铝芯塑型夹板固定。

（5）衣服固定：用衣服托起伤肢，将伤肢固定于躯干。

（三）下肢骨折

1.大腿骨折（股骨干骨折）

大腿骨粗大，骨折常由巨大外力，如车祸、高空坠落及重物砸伤所致，损伤严重，出血多，易出现休克。骨折后大腿肿胀、疼痛、变形或缩短。

（1）木板固定：两块木板，一块长木板从伤侧腋窝到外踝，一块短木板从大腿根内侧到内踝；在腋下、膝关节、踝关节骨突部放棉垫保护，空隙处用柔软物品填实；用7条宽带固定。依次固定骨折部位上下两端，然后固定腋下、腰部、髋部、小腿、踝部。如只有一块木板则放于伤腿外侧，从腋下到外踝；内侧木板用健肢代替，两下肢之间加衬垫，固定方法同上。采用"8"字法固定足踝。将宽带置于踝部，环绕足背交叉，再经足底中部回至足背，在两足背间打结；露出趾端，检查末梢血液循环。

（2）健肢固定：用三角巾、绷带、布带等四条宽带自健侧肢体膝下、踝下穿入，将双下肢固定在一起；两膝、两踝及两腿间隙之间垫好衬垫依次固定骨折上下两端、小腿、踝部，固定带的结打在健侧肢体外侧；采用"8"字法固定足踝；露出趾端，检查末梢血液循环。

2.小腿骨折（胫、腓骨骨折）

小腿骨折，尤其是胫骨骨折，骨折端易刺破小腿前方皮肤，造成骨外露。因此，在骨折处要加厚垫保护。出血、肿胀严重时会导致骨筋膜室综合征，造成小腿缺血、坏死，发生肌肉挛缩畸形。小腿骨折固定时切忌固定过紧。

小腿骨折固定

（1）铝芯塑型夹板固定：按小腿长度将夹板制成 U 形，置于小腿两侧；用绷带或三角巾固定；露出趾端，检查末梢血液循环。

（2）充气夹板固定：将充气夹板拉链拉开，包裹小腿，通过充气孔充气固定；露出趾端，检查末梢血液循环。

（3）木板固定：两块木板，一块长木板从伤侧髋关节到外踝，一块短木板从大腿根内侧到内踝，分别放于伤肢的外侧及内侧；在膝关节、踝关节骨突部放衬垫保护，空隙处用柔软物品垫实；用五条宽带固定，先固定骨折部位上下两端，再固定髋部、大腿；用"8"字法固定足踝；露出趾端，检查末梢血液循环。

（4）健肢固定与大腿固定相同，可用四条宽带或三角巾固定，先固定骨折部位上、下两端，然后固定大腿，踝关节用"8"字法固定。

（四）脊柱骨折

脊柱骨折可发生在颈椎和胸腰椎。骨折部移位可压迫脊髓造成截瘫、大小便失禁。因此,对没把握实施准确急救措施的人员而言,不要轻易移动患者,拨打急救电话,等待救援就是最好的措施。

(五)开放性骨折

开放性骨折禁止用水冲洗,不涂药物,保持伤口清洁;肢体如有畸形,可按畸形位置固定;临时固定的作用只是制动,严禁当场整复。

(1)敷料覆盖外露骨及伤口。

(2)在伤口周围放置环形衬垫,绷带包扎固定。

(3)借助夹板或健肢、躯干固定骨折部位。

(4)如出血多需要上止血带。

(5)不要将外露骨还纳,以免污染伤口深部,造成血管、神经的再损伤。

五、骨折固定流程

骨折的固定流程见图 4-4。

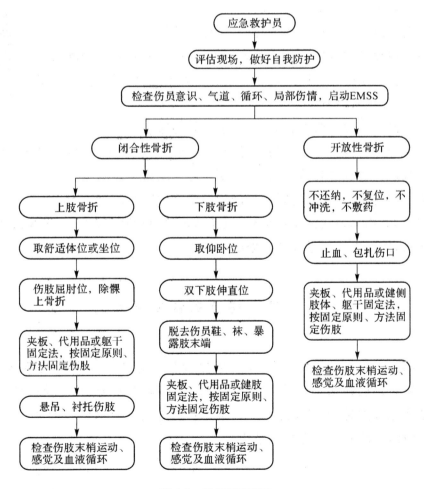

图 4-4 骨折固定流程

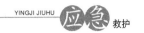

第五节　关节脱位与扭伤

关节脱位又称脱臼,指组成关节的骨之间部分或完全失去正常的对合关系。关节脱位多由外力撞击或肌肉猛烈牵拉引起,如摔倒时,肩部或肘部先着地就很容易引起脱位。关节脱位多见于肩关节、肘关节、下颌关节和指关节,常合并韧带损伤,甚至关节软骨和滑膜损伤。

关节扭伤指关节周围软组织(如关节囊、韧带、肌腱等)发生的过度牵拉、撕裂等损伤。关节扭伤多由于外力的作用,关节骤然向一侧过度活动而引起。关节扭伤多见于踝关节、膝关节和腕关节。

关节脱位和扭伤有时与骨折同时发生,受伤的部位出现肿胀、疼痛、畸形、活动受限等,在现场不易区分。发生扭伤和关节脱位时的救护方法如下:

(1)扶伤员坐下或躺下,尽量舒适。

(2)不要随意搬动或揉受伤的部位,以免加重损伤。

(3)用毛巾浸冷水或用冰袋冷敷肿胀处 30min 左右,可减轻肿胀。

(4)按骨折固定的方法固定伤处。在肿胀处可用厚布垫包裹,用绷带或三角巾包扎固定时应尽量宽松。

关节扭伤的
处理

(5)在可能的情况下垫高伤肢,有利于缓解肿胀。

(6)每隔 10min 检查一次伤肢远端血液循环。若循环不好,应及时调整包扎。

(7)尽快送伤员到医院检查治疗,必要时呼叫救护车。

(8)不要喂伤员饮食,以免影响可能需要的手术麻醉。

受伤后 72h 内不要热敷受伤部位,以免加重出血和肿胀;72h 后如果肿胀得到控制,可以热敷,以促进血液循环和伤处的恢复。

第六节　伤员的搬运救护

一般来说,如果现场环境安全,救护应尽量在现场进行,在救护车到来之前,为挽救生命、防止伤病恶化争取时间。只有在现场环境不安全,或是受局部环境条件限制,无法实施救护时,才可搬运伤员。搬运和护送伤员应根据救护员、伤员的情况以及现场条件,采取安全和适当的措施。

一、搬运救护的目的

(1)使伤员尽快脱离危险区。危险区的危险因素包括:①可能发生起火、爆炸或有较浓的烟雾。②有电击伤的可能。③有害物质出现泄漏。④自然灾害可能随时发生。⑤交通事故现场有过往车辆。⑥建筑物有倒塌的可能。⑦环境过冷或过热。⑧其他未知的危险因素。

(2)现场难以实施救护措施的环境中,改变伤员所处的环境以利抢救。不利环境因素包括:①伤员所处的地点狭窄。②伤员被困在狭小空间内(如汽车车厢内)。③伤员所处位置妨碍对其他伤员的救护。④需要将伤员搬运至硬的平面进行心肺复苏。

(3)安全转送医院进一步治疗。

二、搬运救护原则

(1)搬运应有利于伤员的安全和进一步救治。
(2)搬运前应做必要的伤病处理(如止血、包扎、固定)。
(3)根据伤员的情况和现场条件选择适当的搬运方法。
(4)搬运前应做必要的准备。
(5)搬运护送中应保证伤员安全,防止发生二次损伤。
(6)注意伤员伤病变化,及时采取救护措施。

三、搬运救护方法

常用的搬运方法有徒手搬运和使用器材搬运。应根据伤员伤病情况和运送距离选择适当的搬运方法。徒手搬运法适用于伤病较轻、无骨折、转运路程较近的伤员;使用器材搬运适用于伤病较重,不宜徒手搬运,且转运路程较远的伤员。

(一)徒手搬运

1.单人徒手搬运法

(1)扶行法:适用于搬运单侧下肢有轻伤但没有骨折,两侧或一侧上肢没有受伤,在救护员帮助下能行走的伤员。①救护员站在伤员没有受伤的上肢一侧,将伤员的上肢从救护员颈后绕到肩前。②救护员用一只手抓住自己肩前伤员的手,用另一只手扶住伤员的腰部。③救护员搀扶伤员行走。

单人徒手搬运法

(2)背负法:适用于搬运意识清醒、老弱或年幼、体形较小、体重较轻,两侧上肢没有受伤或仅有轻伤,没有骨折的伤员。①救护员背向伤员蹲下,让伤员将双臂环

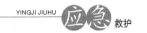

抱于救护员的胸前,双手紧握。②救护员用双手抓住伤员的大腿,慢慢站起,然后前行。

(3)抱持法(手抱法):适用于搬运年幼体轻、伤病较轻或只有手足部骨折的伤员。①救护员蹲在伤员的一侧,面向伤员。②救护员将一侧手臂放入伤员的大腿下,用另一侧手臂环抱伤员的背部。③将伤员轻轻抱起,然后前行。

(4)拖行法:适用于在现场环境危险的情况下,搬运不能行走的伤员。①腋下拖行法。将伤员的手臂横放于胸前;救护员的双臂置于伤员的腋下,双手抓紧伤员对侧手臂;将伤员缓慢向后拖行。②衣服拖行法。将伤员外衣扣解开,衣服从背后反折,中间段托住颈部和头后;救护员抓住垫于伤员头后的衣服缓慢向后拖行。③毛毯拖行法。将伤员放在毛毯上或用毛毯、被单、被罩等将伤员包裹,救护员拉住毛毯、被单、被罩等缓慢向后拖行。

(5)爬行法:适用于在空间狭窄或有浓烟的环境下,搬运两侧上肢没有受伤或仅有轻伤的伤员。①救护员用布带将伤员双腕捆绑于胸前。②救护员骑跨于伤员的躯干两侧,将伤员的双手套在救护员颈部。③救护员用双手着地,或一只手保护伤员头颈部,另一只手着地。④救护员抬头使伤员的头、颈、肩部离开地面,拖带伤员前行。

上述方法不适用于可能有脊柱损伤的伤员。

2.双人徒手搬运法

(1)轿杠式:适用于搬运无脊柱、骨盆及大腿骨折,能用双手或一只手抓紧救护员的伤员。①两名救护员面对面各自用右手握住自己的左手腕,再用左手握住对方右手腕。②救护员蹲下,让伤员将两上肢分别(或一侧上肢)放到救护员的颈后(或背后),再坐到相互握紧的手上。③两名救护员同时站起,行走时同时迈出外侧的腿,保持步调一致。

(2)椅托式:适用于搬运无脊柱、骨盆及大腿骨折,清醒但体弱的伤员。①两名救护员面对面,各自伸出相对的一只手并互相握紧对方手腕。②救护员蹲下,让伤员坐到相互握紧的两手上,其余两手在伤员背后交叉后,抓住伤员的腰带。③两名救护员同时站起,行走时同时迈出外侧的腿,保持步调一致。

(3)拉车式(前后扶持法):适用于在狭窄地方搬运无上肢、脊柱、骨盆及下肢骨折的伤员,或用于将伤员移上椅子、担架。①扶伤员坐起,将伤员的双臂横放于胸前。②一名救护员在伤员背后蹲下,将双臂从伤员腋下伸到其胸前,双手抓紧伤员的前臂。③另一名救护员在伤员腿旁蹲下,将伤员两足交叉,用双手抓紧伤员的踝部(或用一只手抓紧踝部,腾出另一只手拿急救包)。④两名救护员同时站起,一前一后地行走。⑤另一名救护员也可蹲在伤员两腿之间,双手抓紧伤员膝关节下方。两名救护员同时站起,一前一后地行走。

（4）三人徒手搬运法：①三名救护员单膝跪在伤员一侧，分别在肩部、腰部和膝踝部将双手伸到伤员对侧，手掌向上抓住伤员。②由中间的救护员指挥，三人协调动作，同时用力，保持伤员的脊柱为一轴线平稳抬起，放于救护员大腿上。③救护员协调一致将伤员抬起。如将伤员放下，可按相反的顺序进行。

（二）使用器材搬运

担架是运送伤员最常用的工具，担架种类很多。一般情况下，肢体骨折或怀疑脊柱受伤的伤员都需要用器材搬运，可使伤员安全，避免加重损伤。

1.常用器材担架

（1）折叠铲式担架：担架可双侧打开，将伤员铲入担架，常用于脊柱损伤、骨折伤员的现场搬运。

（2）脊柱板：常用于脊柱损伤、骨折伤员的现场搬运。

（3）帆布担架：适用于无脊柱损伤、无骨盆或髋部骨折的伤员。

2.自制担架

（1）木板担架：可用门板等制作，用于脊柱损伤和骨折伤员搬运。

（2）毛毯担架：也可用床单、被罩、雨衣等替代，适用范围同帆布担架。

（三）脊柱（颈椎）损伤伤员的搬运

1.徒手颈部固定方法

具体操作详见二维码。

徒手颈部固定

2.四人搬运方法

此法适用于将脊柱损伤的伤员从担架上抬起或放入担架，以及短距离搬运。

（1）一名救护员单膝跪在伤员的头侧，双手用头部固定方法（头锁）固定头颈部。有条件时使用颈托固定。

（2）其他三名救护员单膝跪在伤员的同一侧，分别在伤员的肩背部、腰臀部和膝踝部将双手伸到伤员的对侧，手掌向上抓住伤员。

（3）由伤员头部的救护员指挥，四人协调动作，同时用力，保持伤员的脊柱为一轴线，平稳抬起。如需将伤员放下，可按相反的顺序进行。

（4）如需短距离搬运伤员，则救护员应将伤员抱至胸部，仍然保持伤员的脊柱为一轴线，然后协调前行。

此方法是在没有颈托的情况下，不得已才采取的措施，应注意避免颈的二次损伤，尽可能等候专业人员运送。

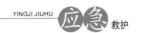

脊柱板搬运

3.使用脊柱板(或硬担架)搬运方法

具体操作详见二维码。

(四)搬运护送伤员的方法与技巧

(1)救护员人少没有把握时,不可贸然搬动伤员。

(2)所有救护员要听从一人指挥,协同行动。

(3)救护员从下蹲到站起时,头颈和腰背部要挺直,尽量靠近伤员,用大腿的力量站起,不要弯腰,防止腰背部扭伤。

(4)救护员从站立到行走时,脚步要稳,双手抓牢,防止跌倒及滑落伤员。

(五)搬运和护送应注意的事项

(1)需要移动伤员时,应先检查伤员的伤病是否已经得到初步处理,如止血、包扎、骨折固定。

(2)应根据伤员的伤病情况、体重、现场环境和条件、救护员的人数和体力,以及转运路程远近等做出评估,选择适当的搬运护送方法。

(3)怀疑伤员有骨折或脊柱损伤时,不可让伤员尝试行走或使伤员身体弯曲,以免加重损伤。

(4)对脊柱损伤(或怀疑损伤)的伤员要始终保持其脊柱为一轴线,防止脊髓损伤。转运要用硬担架,不可用帆布担架等软担架。

(5)用担架搬运时,必须将伤员固定在担架上,以防途中滑落。一般应头略高于脚,发生休克的伤员应脚略高于头。行进时伤员头在后,以便观察。

(6)救护员抬担架时要步调一致,上下台阶时要保持担架平稳。

(7)用汽车运送时,伤员和担架都要与汽车固定,防止起动、刹车时加重损伤。

(8)护送途中应密切观察伤员的神志、呼吸、脉搏以及出血等伤病的变化,如发生紧急情况应立即处理。

第七节 特殊创伤的应急救护

创伤一般是在各种不确定情况下发生的,发生创伤后受伤程度和表现各种各样,有些伤比较特殊,如腹部开放性损伤肠管外溢、眼球脱出、异物扎入、肢体离断伤等。

一、腹部开放性损伤肠管脱出的现场处理

(1)确认环境是否安全,救护员做好自我防护。

（2）伤员仰卧屈膝位,迅速启动 EMSS。

（3）可用保鲜膜或干净湿敷料覆盖外溢的肠管。

（4）用三角巾或代用品做环形圈环绕肠管。

（5）选大小适合的碗(盆)扣在环形圈上方。

（6）三角巾折叠成宽带,绕腹固定碗(盆)于健侧腹侧方打结。

（7）三角巾全腹部包扎。

（8）伤员双膝间加衬垫,固定双膝,膝下垫软垫(可用书包、枕头、衣服替代)。

（9）观察伤员意识、呼吸、脉搏,保持呼吸道通畅。

肠管脱出的
处理

二、肢体离断伤

严重创伤,如车祸、机器碾轧伤、绞伤等可造成肢体离断,伤员伤势较重。多数肢体离断伤,血管很快回缩,并形成血栓,出血并非喷射性。

肢体离断伤
的处理

(一)伤员的处理

（1）确认环境是否安全,救护员做好自我防护。

（2）伤员坐位或平卧,迅速启动 EMSS。

（3）迅速用大块敷料或干净的毛巾、手帕覆盖伤口,并用绷带回返式包扎伤口。

（4）如出血多,加压包扎达不到止血目的,可用止血带止血。

（5）临时固定伤肢,如上肢离断采用大悬臂带悬吊伤肢,随时观察伤员生命体征。

(二)离断肢体的处理

（1）将离断肢体用干净的敷料或布包裹,也可装入塑料袋中再包裹。将包裹好的断肢放入塑料袋中密封。

（2）再放入装有冰块的塑料袋中,交给医务人员。

（3）断肢不能直接放入水中、冰中,也不能用酒精浸泡,应将断肢放入 2～3℃ 的环境中。

三、伤口异物

伤口表浅异物可以去除,然后用敷料包扎伤口;如果较大的异物(尖刀、钢筋、竹棍、木棍、玻璃等)扎入机体深部,不要拔除,因为可能引起血管、神经或内脏的再损伤或大出血。

（1）确认环境是否安全,救护员做好自我防护。

（2）伤员取坐位或卧位,迅速启动 EMSS。

（3）用两个绷带卷（或用毛巾、手帕、布料等做成布卷代替）沿肢体或躯干纵轴，左右夹住异物。

（4）用两条宽带围绕肢体或躯干固定布卷及异物，先固定异物下方，再固定异物上方。

（5）在三角巾适当部位穿洞，套过异物暴露部位，包扎。

（6）将伤员置于适当体位，随时观察生命体征。

（李春燕）

课后自测

第五章　常见急症的应急救护

导入语

在日常生活中,许多人都不知道如何应付急症,导致急症在早期得不到正确处理,病情恶化,给抢救、治疗工作带来诸多不便,轻者增加患者的风险、延长抢救时间、影响愈合,重者甚至使患者丧失生命。为避免这种情况的发生,下面我们来学习几种常见急症的应急处理方法。

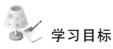

学习目标

1.能对晕厥患者进行正确的应急处理;

2.能对急性冠脉综合征发作患者进行正确的判断和应急处理;

3.能对脑卒中患者进行正确的判断和应急处理;

4.能对癫痫发作患者进行正确的应急处理。

第一节　晕厥患者的应急救护

晕厥俗称昏厥,是指患者突然发生严重的、一过性的脑供血障碍,而导致的短暂意识丧失。发作时除意识完全丧失外,患者因全身骨骼肌张力降低,不能维持正常姿势而就地摔倒,通常在数十秒钟后恢复意识。容易发生晕厥的人包括老年人、身体虚弱或体质不好的人、较长时间没吃饭或吃饭少的人、长期缺乏运动和锻炼的人、服用降血压药物的人、严重心脏病或其他慢性病的患者。

晕厥常常是多因素综合作用的结果,但在诸多因素中,某些因素将占主导地位。一般可分为反射性晕厥(亦称为神经介导性晕厥或血管迷走性晕厥等)、心源性晕厥、脑源性晕厥和代谢性晕厥等,还有部分无法查到原因的晕厥。同样是晕厥,有的患者相对安全,甚至不需要任何治疗就能完全恢复,而有的患者必须立即得到紧急

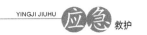

救治并去医院,否则有生命危险。

在所有的晕厥中,反射性晕厥的发生率最高,但危险性最小。与反射性晕厥相关的晕厥有直立性低血压晕厥、颈动脉窦晕厥、咳嗽晕厥、排尿性晕厥及情境性晕厥(如悲痛、恐惧、打针,看见流血、献血时发生的晕厥等)等。而心源性晕厥的危险性最大,患者有发生猝死的可能,需要立即得到专业急救人员的治疗。

一、急症特点

晕厥的特点为突然发生的、迅速的、短暂的、自限性的、并且能够完全恢复的意识丧失,即所谓"来得快,去得快"。患者意识丧失的持续时间多在30s之内。按病程可分为三个阶段。

1.前期(先兆晕厥):患者常有头晕、乏力、面色苍白、黑矇、心悸、出汗、视物模糊等前驱症状。

2.发作期:患者发生意识丧失、肌张力消失、就地跌倒等,部分患者可有脉搏微弱、血压下降、瞳孔散大和大小便失禁。

3.恢复期:患者意识恢复,部分患者可有嗜睡、头晕、恶心、胸闷、胸痛、出汗、疲乏等症状。

二、晕厥的应急救护措施

从医学专业的角度出发,不同原因的晕厥有不同的救治措施,但在现场无法辨明患者是何种晕厥时应采用如下做法:

晕厥的应急处理

(1)立即将患者以仰卧位置于平地上,头略放低,松开过紧的衣领和腰带等。

(2)开窗通风,保持室内空气清新。

(3)观察患者的神志、呼吸、脉搏、血压、体温等生命体征,检查患者有无摔伤。

(4)多数晕厥患者都能够迅速缓解,无需紧急救治。但患者清醒后如有下述情况则提示病情严重:大汗淋漓、持续头疼和头晕、恶心、呕吐、胸痛、胸闷、脉搏过快过慢或脉律不整齐、血压严重低于或高于平时。此时应该立即呼叫救护车。此外,频繁发作的晕厥以及老年人发生的晕厥,无论何种原因都需要去医院检查和治疗。

(5)由于大部分的晕厥与血容量暂时相对不足有关,故可让患者喝适量的水,对怀疑低血糖的患者(如糖尿病),可给予含糖饮料及食物。

(6)不要急于让患者站起来,确认患者的意识完全恢复并有能力起来后,要先帮助其缓缓坐起,给患者一个适应的过程,以免再次摔倒。

三、注意事项

(1)由于大多数晕厥属于反射性晕厥,故多数情况下这种晕厥不会导致严重伤害,但要注意防止患者在突发意识丧失时受到二次伤害(如摔伤等)。因此,欧洲心脏病学会 2009 年出台的《晕厥的诊断与治疗指南》指出对反射性晕厥的非药物治疗的基石是教育。通过教育让群众了解晕厥的知识,以避免或减轻晕厥带来的伤害。

应向公众大力宣传:当发生先兆晕厥时千万不能强迫自己站立,应立即主动降低体位,这样就能缓解因重力作用导致的脑供血不足,在很大程度上可避免晕厥的发生。由于患者体位降低,即使发生意识丧失而摔倒,也不容易造成严重摔伤。还应注意,在长时间卧位、坐位或蹲位时千万不要猛然起立,尤其是老年人和服用降压药物的人,否则就容易发生晕厥。此外,提高身体素质,坚持运动,锻炼身体,能有效地预防晕厥。

(2)心源性晕厥患者非常危险,多发生于急性心脏缺血及重症心律失常的患者,严重时有发生猝死的可能。因此,对晕厥患者的现场急救最重要的内容之一就是甄别心源性晕厥。有心血管危险因素(吸烟、高血压、高血脂、糖尿病、长期缺乏运动等)和心脏病的患者发生晕厥时,要警惕心源性晕厥,此时应立即呼叫 120,并让患者静卧,等待医生到来,千万不要自行送患者去医院,以免发生意外。

(3)脑源性晕厥是脑部血管功能障碍导致,患者虽然暂时无生命危险,但如果频繁发作(如一天发作 2 次以上或一周发作 3 次以上),常常是急性脑血管病的先兆,故仍然需要尽快去医院检查,及时采取干预措施,可预防中风的发生。

第二节　急性冠状动脉综合征发作患者的应急救护

急性冠状动脉综合征(急性冠脉综合征)是冠状动脉内的不稳定粥样斑块破裂,导致血栓形成和(或)血管痉挛,造成血管严重狭窄或阻塞,从而引起以急性心肌缺血、坏死为特征的综合征。它包括不稳定心绞痛、非 ST 段抬高心肌梗死、ST 段抬高心肌梗死和心脏性猝死。

由于斑块内有大量促凝物质,冠状动脉内的斑块一旦破裂,就会立刻激发局部冠状动脉的凝血机制,形成血栓,瞬间造成严重的局部心肌缺血。此时,患者机体无法适应心肌突然失去血液供应情况,就会发生局部心肌细胞群的代谢紊乱,特别是心肌的电活动紊乱,从而可能出现各种心律失常。其中致命性的心律失常是室性心动过速及心室颤动,一旦发生这类心律失常,如果得不到及时有效的抢救,患者就可能猝死。因此,绝大部分的心源性猝死是突发的心肌供血障碍造成的,而急性冠状动脉综合征是导致急性心肌缺血的元凶。

一、急症特点

1.高危人群

容易发生急性冠状动脉综合征的人群是有心血管危险因素的人群。所谓的心血管危险因素是指能够导致心血管病的各种因素。常见的心血管危险因素有吸烟、高血压、高血脂、糖尿病、平时不爱运动以及心血管病家族史。同时拥有的心血管危险因素越多,患病的可能性越大。同时有3项危险因素的人的患病率是没有危险因素人的18倍。因此,一旦疑有心肌缺血情况发生,就要先了解患者有无心血管危险因素。

2.诱发因素

劳累、突然用力、剧烈运动、情绪激动、吸烟、饱餐、寒冷等是诱发斑块破裂的常见原因。

3.临床表现

胸痛是急性冠状动脉综合征的主要症状,疼痛主要位于胸前区,常放射至左肩、左臂内侧和手指,或至颈部、咽喉或下颌部。疼痛常为压迫、发闷或紧缩感,一般持续3~5min,不超过15min。一般休息及舌下含服硝酸甘油就能缓解心绞痛。如一周内频繁发作心绞痛,且症状日益加重(如疼痛程度加重、持续时间延长、服药后治疗效果不明显等)则往往说明急性冠状动脉综合征发生了动态变化,心绞痛有可能在向心肌梗死方向发展。注意:老年人和糖尿病患者可无胸痛或程度较轻。

此外,患者感到憋闷或胸部有压迫感,严重时出现呼吸困难和呼吸急促。其他症状有出汗、恶心、呕吐、面色苍白、口唇青紫、恐惧和濒死感、排便感等,部分患者有低血压和休克等严重的急性心肌梗死(面积大于40%)的表现,如血压下降、皮肤湿冷、脉搏细速、尿量减少等。

心绞痛的应急处理

二、应急救护原则

(1)立即原地静、卧休息。静是指患者要镇静、冷静、安静,尽量放松身心。卧是指患者应采取卧位、半卧位或任何舒适的体位。解开衣领和腰带,避免用力、避免任何体力活动,避免精神紧张,以减轻心脏负担。此时任何加重心肌做功和增加心肌耗氧量的情况都可能促使病情恶化。

(2)立即拨打医疗急救电话,要求有除颤设备的救护车。电击除颤是治疗室颤的最有效手段,如果现场有除颤仪,救护员应尽快为患者除颤。

(3)密切观察病情,尤其注意患者的神志、呼吸、脉搏、血压、体温等生命体征。

如已出现心跳呼吸停止,应立即予以心肺复苏。

(4)正确协助患者服药。急性冠状动脉综合征发生后不当服药的情况非常普遍,急救员可以协助患者服用急救药物。推荐的服用药物有:①硝酸甘油。该药的作用是降低心肌耗氧量,同时扩张冠状动脉。首次舌下含服 0.5mg(1 片),如症状无缓解,在有血压监测的条件下,测得患者血压无降低,可每隔 5min 再次含服 1 片,连续 4～5 次。注意:该药必须舌下含服,切勿整体吞服。血压低于平时者不能服用该药。②阿司匹林。该药的作用是抗血小板,以避免凝血,剂量是 300mg,嚼服。注意:阿司匹林过敏者、有出血倾向者(如血液病患者等)、有消化道溃疡者不能服用该药。③美托洛尔(倍他乐克)。该药的作用是减慢心率,降低血压和心肌耗氧量,同时防止室颤等快速心律失常的发生。剂量是 25mg(1 片)口服。注意:血压低于平时者及心率低于 60 次/min 者不能服用该药。

(5)有条件时可以协助给予患者吸氧。

三、注意事项

(1)患者发病后的第一个小时最容易发生致命的心律失常,因此一定要等医生来,千万不要自己送患者去医院,否则一旦发生意外,可能危及患者生命。

(2)经过专业急救人员的现场急救后,将患者送到有介入治疗条件的医院。千万不要把患者送到条件相对较差的医院(如二级以下的医院),这样对患者不利。

(3)由于急性冠状动脉综合征是斑块破裂造成的,故预防斑块的生成、防止斑块破裂是预防该病及心源性猝死的关键。主要措施有改良生活方式、摒除吸烟等不良习惯,积极控制高血压、高血脂及糖尿病,同时还要坚持运动。对已患冠心病的患者,除上述措施外,还应采取药物治疗措施及定期体检,这样就能有效地避免该病的发生。

第三节　脑卒中患者的应急救护

一、概述

脑卒中又称中风,是脑局部血液循环障碍所导致的神经功能缺损综合征,是引起中老年死亡的主要原因之一。脑卒中可分为出血性卒中和缺血性卒中两大类。前者包括脑出血、蛛网膜下腔出血,后者则包括脑梗死、脑栓塞及短暂性脑缺血发作。大规模的临床试验证实,早期干预可明显降低病死率并改善预后。

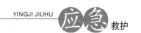

二、急诊特点

(1)肢体麻木:突发一侧面部或上下肢麻木,严重者可伴有肢体乏力、步态不稳和摔倒。

(2)运动和语言障碍:常有一侧肢体偏瘫,伴有吐字不清或不能言语。

(3)意识障碍:轻者烦躁不安、意识模糊,严重者可呈昏迷状态。

(4)头痛、呕吐:多发生在出血性脑卒中患者中,头痛的剧烈程度与病情及疾病种类有关,蛛网膜下腔出血头痛最为剧烈,常伴有喷射性呕吐。

(5)瞳孔:根据病灶的不同,瞳孔表现可有差异,如瞳孔不等大,则要考虑脑疝形成。

三、应急救护措施

(1)能够识别脑卒中的早期迹象,及时呼叫紧急医疗服务。

(2)要将有脑卒中症状的患者安置在一个舒适的位置(半卧或前倾位),要求患者不要活动,如出现呕吐应将头偏向一侧,防止误吸或气道堵塞。尽量减少不必要的搬动。

(3)保持通风,如有条件可予吸氧。

脑卒中的应急处理

(4)观察生命体征,尤其是意识和呼吸,如出现心跳呼吸停止,应立即进行心肺复苏。

(5)暂时禁止患者进食及进水。

(6)拨打急救电话,送就近医院诊治。

四、注意事项

(1)根据以下警告信号,可以很容易确认脑卒中。面部、手臂或腿部,尤其身体一侧突然麻木或无力;头痛伴呕吐;突发意识错乱或说话、理解困难;突发单眼或双眼视物困难;突发行走困难、眩晕、失去平衡或协调能力;突发无原因严重头痛。

(2)早期识别短暂性脑缺血发作很重要,可以做到早期治疗,减少脑卒中风险。

(3)倒地的患者,注意是否出现外伤等。

(4)搬运患者时应平稳,尽量避免震动,尤其是脑出血者,以免病情加重。

(5)急救时最重要的行动:识别脑卒中征兆,注意开始发作的时间,快速寻求专家帮助,意识不清、抽搐、癫痫可能是脑卒中的并发症。

第四节　癫痫发作患者的应急救护

癫痫俗称为"羊角风",是一组由脑部神经元异常过度放电引起的,以突然、短暂、反复发作的中枢神经系统功能失常为特征的临床综合征。常由颅脑外伤、感染、中毒、卒中等损害引起,一些儿童、婴儿可能突发高热而引起癫痫发作。

一、急症特点

癫痫可分为部分性发作和全面性发作,急症特点如下。

(一)部分性发作

部分性发作又可根据是否伴随意识障碍,分为简单部分性发作和复杂部分性发作。

(二)全面性发作

(1)强直-阵挛性发作:以意识丧失、双侧肢体强直后紧接着有阵挛的序列活动为主要临床特征。

(2)强直性发作:全身骨骼肌强直性收缩,常伴有明显的自主神经症状,如面色苍白等。

(3)阵挛性发作:仅有全身反复抽搐而无强直。

(4)失神发作:以突然发生和突然终止的意识丧失为特征。

(5)肌阵挛发作:快速、短暂、触电样肌肉收缩,可遍及全身,也可限于某个肌群,常成簇发生。

(6)失张力发作:突然意识障碍和肌张力减低、跌倒。肌张力突然丧失,可致患者跌倒。局限性肌张力丧失,可仅引起患者头或肢体下垂。

二、应急救护措施

(1)发现有癫痫发作,应立即扶住患者,平放于地上,以免摔伤。

(2)对于已经倒地的患者,应置于平地,头偏向一侧。清除口腔异物,保持呼吸道通畅,如有条件予以吸氧。

(3)移除可能造成伤害的物体,松开衣物并通风。将薄的折叠毛巾或衣物垫在患者头下方以保护患者头部,不要限制呼吸道。

癫痫发作的
应急处理

(4)癫痫发作结束,立即评估气道和呼吸,并予相应的治疗。

(5)拨打急救电话,将患者送往就近医院诊治。

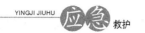
三、注意事项

（1）评估患者时应注意以下几点：异常感觉或感受，如幻视（患者发作先兆）；呼吸不规则或无呼吸；流口水；两眼上翻；肢体僵硬；突发、不可控制、节律性肌肉收缩（即抽搐）；反应迟钝；大小便失禁。

（2）发作时，不要强制在患者牙齿之间或嘴里放置任何东西。

（3）对于牙关紧闭、抽搐的患者，不应强行撬开，更不可强行按压肢体，以免造成外伤。

（4）为避免患者再受刺激，不应采取指掐人中等方法救治。

（5）如果有以下情况，立即呼叫急救医疗服务系统：癫痫发作时间超过 5min 或反复发作；儿童高热引起癫痫发作；患者没有恢复知觉；患者有糖尿病或受过伤；患者在此之前从未发作过癫痫；发现任何危及生命的情况。

（胡爱招）

课后自测

第六章 常见意外伤害的应急处理

 导入语

常见的意外伤害有交通事故、烧烫伤、中暑、电击伤、淹溺、中毒、蛇咬伤等。人们应该对意外伤害有一定的认识，并尽量避免其发生，一旦发生，要将其危害降到最低限度。在意外伤害救护的现场，要牢记救护中的安全原则，做好自我保护，避免发生更大的伤害。还要重视现场急救、途中转运、急诊救治在救护中的连续性和时效性。

 学习目标

1. 熟悉意外伤害的种类和特点；
2. 掌握交通事故、电击伤、淹溺的应急救护原则；
3. 掌握烧烫伤、冻伤的应急处理原则；
4. 掌握中暑的表现及应急救护原则；
5. 掌握犬咬伤、蛇咬伤的应急处理原则。

第一节 交通事故伤者的应急救护

在当今社会，人们的日常生活和工作都离不开各种各样的交通工具。因此，交通事故受伤也成为最常见的、死亡率最高的意外伤害。

一、概述

广义的交通事故包括公路、铁路、航空及水运交通所发生的意外事故；狭义的交通事故一般仅限于道路交通意外事故。道路交通事故又称车祸，分为冲击型和碰撞型两类。前者指机动车与行人、非机动车冲撞而造成的车辆损坏和人员伤亡；后者

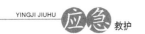

指机动车之间的碰撞或机动车发生翻车、坠落等造成的车辆破坏和人员伤亡。群死群伤的特重大交通事故人员伤亡严重,需要政府、公安、医疗多部门联合处置和现代化大救援。公路交通事故中,伤员损伤的主要部位有头部,胸部,腹部的肝、脾,盆腔,四肢。其死亡的主要原因有颅脑外伤、严重的复合伤和碾压伤。

二、应急救护原则

(1)紧急呼救,立即拨打急救电话"120""122""110"。

(2)评估环境是否安全,做好自我保护。

(3)切勿立即移动伤员,除非处境十分危险,如事故车辆着火、有爆炸可能等。

(4)呼救同时,将事故车辆引擎关闭、打开危险报警闪光灯,拉紧手刹或用石块固定车辆,防止其滑动。摆放三角形警示牌(普通公路放在事故车辆来车方向50m外,高速公路150m外)。

(5)实行先救命、后治伤原则,争分夺秒,抢救危重伤员。查看伤员的伤情,大出血者立即止血包扎;四肢骨折者现场固定;脊柱损伤者不能拖、拽、抱,应使用颈托固定颈部并用脊柱板搬运,避免脊柱受损或损伤加重而导致截瘫。

(6)在救护过程中,要保护事故现场,以便给事故责任划分提供可靠证据。

(7)发生重大交通事故时,要对伤员进行检伤分类。在现场抢险指挥部的统一指挥下,有计划、有组织地抢救。

第二节　烧烫伤者的应急救护

烧烫伤是生活中常见的意外伤害。一般由火焰、沸水、热油、电流、热蒸汽、辐射化学物质(强酸强碱)等引起。

一、概述

烧烫伤造成组织局部损伤,轻者损伤皮肤,出现肿胀、水疱、疼痛;重者皮肤烧焦,甚至血管、神经、肌腱等同时受损。呼吸道也可被烧伤。烧伤引起的剧痛和皮肤渗出等因素可导致休克,晚期出现感染、脓毒症等并发症而危及生命。

二、症状

1.烧伤深度分类

烧伤对人体组织的损伤程度一般分为三度。临床上可按三度四分法进行分类,见表6-1。

表 6-1 烧伤深度分类方法

Ⅰ度 （红斑性烧伤）		轻度红、肿、热、痛、敏感，表面干燥无水疱
Ⅱ度 （水疱性烧伤）	浅Ⅱ度	剧痛，感觉敏感，有水疱，疱皮脱落后，可见创面均匀发红、水肿明显
	深Ⅱ度	感觉迟钝，有或无水疱，基底苍白，间有红色斑点，创面潮湿
Ⅲ度		痛感消失，无弹性，干燥，无水疱，如皮革状、蜡白、焦黄或炭化；严重时可伤及肌肉、神经、血管、骨骼和内脏

2.烧伤面积估计

目前比较常用且易掌握的是九分法和手掌法。

(1)九分法:将全身体表面积划分为若干 9％ 的等分，另加 1％，构成 100％ 的体表面积，即头颈部＝1×9％；双上肢＝2×9％；躯干＝3×9％；双下肢＝5×9％＋1％。小儿头大下肢小，头颈部面积＝[9＋(12－年龄)]％；双下肢面积＝[46－(12－年龄)]％。

(2)手掌法:不规则或小面积烧伤，用手掌粗算。伤病员五指并拢，一掌面积约等于体表面积的 1％。

3.烧伤所致休克

烧伤所致休克表现为口渴、烦躁不安、尿少、脉快而细、血压下降、四肢厥冷、发绀、苍白、呼吸增快等。

三、应急救护原则

烧伤应急救护原则是先除去伤因，脱离现场，保护创面，维持呼吸道通畅，再组织转送医院治疗。针对烧伤的不同原因可分别采取相应的措施。

(1)立即用冷水(15～25℃)持续冲洗(或浸泡伤处)降温直至疼痛缓解；避免用冰块直接冷敷，特别是烧伤面积较大时(20％以上)。同时紧急呼救，启动 EMSS(急救医疗服务体系)。

(2)迅速剪开取下伤处的衣裤、袜类，切不可强行剥脱，取下受伤处的饰物。

(3)Ⅰ度烧烫伤可涂外用烧烫伤药膏，一般 3～7d 治愈。

(4)Ⅱ度烧烫伤，表皮水疱不要刺破，不要在创面上涂任何油脂或药膏，应用清洁的敷料(如纱布、毛巾等)或保鲜膜覆盖伤部，以保护创面，防止感染，并立即送医院。

(5)严重口渴者，可口服少量淡盐水或淡盐茶水。条件许可时，可用烧伤饮料。

(6)窒息者，进行人工呼吸；伴有外伤大出血者应予以止血；骨折者应做临时固定。

(7)大面积烧伤伤员或严重烧伤者，应尽快转送医院治疗。

四、特殊烧伤的处理

1.强酸、强碱烧伤

强酸、强碱对组织的损害与它们的浓度大小、接触时间长短、接触量多少有关。强酸对组织的局部损害为强烈的刺激性腐蚀,不仅使伤面被烧,而且能向深层侵蚀。但局部组织细胞蛋白凝结,能够阻止烧伤的继续发展。碱性物质更能渗透到组织深层,日后形成的瘢痕较深。

常见强酸有硫酸、硝酸、盐酸等,强碱有氢氧化钠、氢氧化钾等。

(1)症状:硫酸烧伤的伤口呈棕褐色,盐酸、苯酚(石炭酸)烧伤的伤口呈白色或灰黄色,硝酸烧伤的伤口呈黄色。

烧伤局部疼痛剧烈,皮肤组织溃烂;如果酸、碱类通过口腔进入胃肠道,则可使口腔、食管、胃黏膜腐蚀、糜烂、溃疡出血、水肿,甚至发生食管壁、胃壁穿孔。严重者可引起休克。

(2)应急救护原则:①脱离现场。眼睛接触强酸、强碱时立即用大量流动水冲洗。皮肤被强酸、强碱烧伤,如有纸巾、毛巾先蘸吸,然后立即用流动水冲洗。少量强酸、强碱烧伤,冲洗时间应在 15min 以上;大量强酸、强碱烧伤,冲洗时间应在 20min 以上,冲洗时将污染的衣物脱去。若是粉末状强酸、强碱,先清除掉再用流动水冲洗。②误服的患者,则可服用蛋清、牛奶、豆浆、面糊、稠米汤,或服用氢氧化铝凝胶保护口腔、食管、胃黏膜。严禁洗胃。③启动 EMSS,获得专业急救。

2.日光灼伤

皮肤如过度暴露在日光下,也能引起严重灼伤,短时间可能导致Ⅰ度或Ⅱ度灼伤。

(1)现场表现:日晒部位的皮肤出现界限鲜明的红斑、水肿、瘙痒、灼痛或刺痛感,严重者形成水疱,并出现发热、心悸、头痛、恶心、呕吐等全身症状。

(2)应急救护原则:①安置伤员于阴凉处。②用湿冷敷料覆盖伤处。③饮用低温饮料。④如眼部红肿、疼痛,可用湿敷料遮盖双眼。⑤如有需要,送往医院治疗。

第三节 中暑患者的现场救护

炎炎夏日,中暑是最常见的急症。中暑是指在高温、高湿环境下,水和电解质过多丢失、散热功能衰竭引起的以中枢神经系统和心血管系统功能障碍为主要表现的热损伤性疾病。

一、病因与发病机制

(一)病因

1.环境因素

机体对高温环境的适应能力不足。环境湿度过高,达到或超过一定温度(一般为 32~35℃),或虽然环境温度不高,但湿度过大,高于70%时,即可诱发中暑。

2.个体因素

正常人体的产热和散热处于动态平衡,若从事强体力劳动,患有甲状腺功能亢进症或服用某些药物,导致产热增加,通风不良、系统性硬化病、皮肤广发瘢痕等时,散热障碍,可发生中暑。

中暑发生的
原因

(二)发病机制

正常人体在下丘脑体温调节中枢的调节下,体温恒定在 37℃左右,这主要依赖于产热和散热的相对平衡。机体通过辐射、蒸发、传导和对流等方式将体内氧化代谢产生的热量散发至体外。当环境温度高于皮肤温度,或环境湿度过高时,机体产生的热量很难通过辐射、传导、对流方式散发,出汗和呼吸蒸发成为机体的主要散热途径。此时交感神经紧张度降低,体表血管舒张,皮肤血流量明显增加,将体热从机体深部带至体表,增加了皮肤湿度,增强了散热作用。同时也为汗腺提供了必要的水分,通过发汗蒸发的方式散热。若出汗的同时呼吸加快、增强,则更利于热量及水分散发。但是,当机体产热大于散热或散热受阻时,热量过度蓄积会导致机体热平衡、水及电解质代谢紊乱,中枢神经系统及心血管系统功能障碍时即发生中暑。

二、临床表现

根据临床表现可将中暑分为先兆中暑、轻度中暑和重度中暑。其中,重度中暑根据其发病机制又可分为热痉挛、热衰竭和热射病。

中暑的临床
表现

(一)先兆中暑

体温正常或略有升高(37.5℃以下),出现头晕、头痛、多汗、口渴、四肢无力、四肢酸疼、注意力不集中、动作不协调等症状。若及时降低环境温度或脱离高温环境,加强通风,及时补充水及电解质,短时间内即可恢复。

(二)轻度中暑

体温高于38℃,表现为头晕、口渴伴面色潮红,大量出汗、皮肤灼热等,也可出现

四肢湿冷、面色苍白、血压下降、脉搏加快等症状。若及时给予有效的救治,通常可在数小时内恢复正常。

(三)重度中暑

1. 热痉挛(heat cramp)

热痉挛又称中暑痉挛,是高温环境下机体大量出汗,造成水和电解质丢失,出现低钠血症,进一步引起肌肉的阵发性、对称性疼痛及痉挛。患者多见于健康的青壮年,起病突然,四肢易先受累出现疼痛伴痉挛,但触摸肌肉无硬块感,以腓肠肌痉挛疼痛最为明显。腹部肌肉受累,可出现类似急腹症的阵发性疼痛和痉挛,患者常伴有恶心、呕吐、乏力、皮肤湿冷或干热,但生命体征稳定。

2. 热衰竭(heat exhaustion)

热衰竭又称中暑衰竭,是机体严重丢失水及电解,造成水、电解质平衡紊乱,同时周围血管扩张致使循环血容量不足而发生低血容量性休克。此症常发生于老年人和未能及时适应高温环境的年轻人,主要表现为头晕、头痛、口渴、心悸、恶心、呕吐、面色苍白、皮肤湿冷、血压下降、晕厥或神志模糊,体温正常或略有升高。

3. 热射病(thermoplegia)

热射病又称中暑高热,是机体长时间处于高温、湿度大或不通风的环境中,体温调节中枢调节障碍,产热过多而散热不足,导致体温急剧升高。它是中暑最严重的一种类型,死亡率较高,典型表现是高热、无汗和昏迷。发病早期可表现为大量冷汗,继而无汗、呼吸浅快、脉搏细速、躁动不安、神志模糊、血压下降,逐步发展为昏迷;严重者体温高达41℃以上,出现脑水肿、肺水肿、心力衰竭等。

三、中暑的应急救护

中暑的救护原则是迅速脱离高温环境,降低体温,纠正水、电解质紊乱,防止休克及脑水肿等并发症。

(1)立即将患者转移到阴凉、通风或温度较低的环境(如空调房等)。

中暑的应急
救护

(2)口服淡盐水或含盐清凉饮料,还可服用藿香正气水、十滴水、人丹等。

(3)体温升高者,可采用冷敷、擦浴(同时扇风)其全身(除胸部)。不断按摩其四肢及躯干。用冰袋冷敷双侧腋下、颈部及腹股沟区等部位。

(4)重症中暑:①迅速将患者转移到通风良好的低温环境,尽快送往医院救治。热痉挛可饮用果汁、牛奶等,有条件静脉补充5%葡萄糖或生理盐水。热衰竭及时补足液体容量,防止血压下降。热射病应将患者转移到通风良好的低温环境,可给予

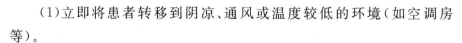

吸氧,头可采用冰帽,或用装冰块的塑料袋紧贴颈部两侧。②经降温处理后及早启动 EMSS,获得专业急救。

第四节 电击伤患者的应急救护

电击伤是指一定量的电流通过人体引起的机体损伤和功能障碍。电流对人致命的伤害是引起室颤、心搏骤停、呼吸肌麻痹,其中心搏骤停是电击伤后立即死亡的主要原因。及时有效的心肺复苏、心脏除颤是抢救成功的关键。

雷击也是一种电击伤形式,其电压可达几千万伏,强大的电流可使人的心跳、呼吸骤停并造成严重烧伤。

一、概述

电流通过人体的方式不同,所造成的伤害也不同,电流通过一侧上肢至另一侧上肢或下肢时,经过胸部,比电流通过一侧下肢至另一侧下肢危险性大;同样,电流通过躯干左侧比通过躯干右侧危险性大。电对人体的伤害可概括为电流本身、电能转换为热或光效应所造成的伤害。

触电的概念
和触电方式

(一)电流伤(触电)

电流通过心脏,引起严重的心律失常,从而导致心脏无法排出血液,血液循环中断,心搏骤停。电流对延髓中枢的损害,可造成呼吸中枢的抑制、麻痹,导致呼吸衰竭、呼吸停止。

(二)电烧伤

电烧伤多见于高压(1000V 以上)电器设备,烧伤程度因电压及接触部位不同而不等,轻者仅为皮肤的损伤,严重者损伤面积大,可深达肌肉、血管、神经、骨骼。

影响触电的
因素

二、症状

(一)全身表现

轻者有惊吓、发麻、心悸、头晕、乏力症状,一般可自行恢复。重者出现强直性肌肉收缩、昏迷、休克、心室颤动。低压电流可引起心室颤动致心搏骤停;高压电流主要损害呼吸中枢,导致呼吸麻痹、呼吸停止。

(二)局部表现

1.普通电压触电所致的烧伤

此种电击伤常见于电流进入点与流出点,伤面小,直径0.5~2cm,呈椭圆形或圆形,焦黄或灰白色,干燥,边缘整齐,与健康皮肤分界清楚。一般不损伤内脏,致残率低。

触电的临床
表现

2.高电压所致的烧伤

此种电击伤常有一处进口和多处出口,伤面不大,但可深达肌肉、血管、神经甚至骨骼,有"口小底大,外浅内深"的特征。致残率高。高电压触电时应请专业人员处理。

三、应急救护措施

(1)迅速切断电源,或用干木棍、竹竿等不导电物体将电线挑开。电源不明时,不要用手直接接触伤员,在确定伤员不带电的情况下立即救护。

触电的现场
救护

(2)在浴室或潮湿地方,救护员要穿绝缘胶鞋,戴胶皮手套或站在干燥木板上,以保护自身安全。

(3)紧急呼救,启动EMSS。

(4)立即给心跳呼吸骤停者进行心肺复苏,不要轻易放弃,直到专业医务人员到达现场。有条件应尽早使用AED进行心脏电除颤。

(5)烧伤局部应进行创面的简易包扎,再送医院抢救。

(6)所有电击伤者应该经医学鉴定。

第五节　淹溺者的应急救护

每年夏季,溺水事件频发。2017年5月世界卫生组织实况报道,溺水是世界各地非故意伤害死亡的第三大原因,占所有与伤害有关死亡的7%。世界各地每年溺水死亡数估计为36万,儿童、男性以及接触水机会多的人,溺水的危险最大。

一、溺水的概念

国际复苏联盟(ILCOR)将淹溺定义为一种于液态介质中产生呼吸障碍的过程。如果这个液态介质是水,我们就称为溺水。淹溺并非时间上某一点的概念。其含义是气道入口形成一道液-气界面,它可阻止人体进一步呼吸,在这一过程之后,无论溺水者存活或死亡都属于溺水的范畴。

淹溺(drawing)可分为淹没(submersion)和浸泡(immersion)两种情况。淹没指溺水者的面部位于水平面以下或受到水的覆盖,数分钟后即可出现窒息与心搏骤停。浸泡是指溺水者的头部露出于水平面之上,大多数情况下是借助于救生衣时的表现。不管是淹没还是浸泡,溺水者都经常会出现低体温。如果淹溺者被救,淹溺过程则中断,称为非致命性淹溺。因为淹溺而在任何时候死亡的,称为致命性淹溺。

溺水的定义和预防

欧洲复苏协会提出了淹溺生存链的概念,它包括五个关键的环节:预防、识别、提供漂浮物、脱离水面和现场急救。

二、溺水的预防

我们要根据具体情况制定有针对性的淹溺预防措施,具体内容包括:

(1)在水源地安置醒目的安全标识或警告牌,救生员要经过专业培训。

(2)对所有人群进行淹溺预防的宣传教育。

(3)过饱、空腹、酒后、药后、身体不适者避免下水或进行水上活动。

(4)儿童、老年人、伤残人士避免单独接近水源。

(5)游泳前应做好热身、适应水温,减少抽筋和心脏病发作的机会。

(6)远离激流,避免在自然环境下使用充气式游泳圈。

(7)如有可能,应从儿童期尽早开始游泳训练。在人群中普及心肺复苏术可大大提高淹溺抢救成功率。

三、溺水的表现

人在溺水时一般不能呼救,因为溺水者必须先呼吸,之后才能说话。当溺水者在水中时,人体为了保护呼吸系统,会出现喉痉挛,这时水和空气都不能进入,机体出现缺氧。当嘴巴浮出水面时,机体会尽力呼吸,根本没时间呼救,也没办法回应他人,只有在极少见的情况下,溺水人才能发出呼救。具体表现包括:

溺水的识别

(1)溺水者的头会在水面反复沉入和浮出,可能头后仰,嘴巴张开并换气过度或人喘,小孩的头则可能前倾,头发可能盖在前额或眼睛上。

(2)溺水者的眼睛无神、空洞,目光游离,视线不集中或闭上眼睛。

(3)溺水者在水中是直立的,无法正常使用腿,所以没有踢腿的动作,努力想要游动,朝着一个特定的方向,但无法前进。

(4)溺水者会本能地将双臂伸到两侧,向下压,借着身体的这股力量好让嘴巴浮出水面,他们无法挥手求援,也无法划水朝救援者移动。

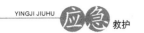
(5)有时溺水者会试图翻身,背朝下,好像在爬一个隐形的楼梯。

(6)溺水最重要的迹象就是看起来不像溺水,他们看起来可能只是抬头在看天空、岸际、泳池边或码头。这个时候你要问一句:"你还好吗?"如果他们能回答,大概就没事。如果眼神涣散,可能只有不到半分钟的时间救他们的命。

(7)小孩在戏水时会发出很多声音,当发现孩子安静无声时,就该去看看怎么回事。

因此,在现实生活中,救生员都是坐在高椅上,目光始终在泳池或者水面来回巡视,当发现有人有这样的表现时就采取行动,问一声"你还好吗"就有可能挽救一条生命。

四、溺水的应急救护

(一)水中救护

当在岸上发现有人溺水时,我们应遵循岸上优先、工具优先、团队优先和信息优先的救护原则,这四个原则也是相辅相成的。岸上救护要用到工具,为了提高救援的成功率,要同步呼救求援,尽早获取专业的救助。在日常生活中发现有人溺水,第一目击者应立刻启动现场救援程序。首先应呼叫周围群众的援助,有条件应尽快通知附近的专业水上救生人员或"110"、消防人员。同时应尽快拨打"120"急救电话。

溺水的水中救护

第一目击者在专业救援到来之前,可向遇溺者投递竹竿、衣物、绳索、漂浮物等,在使用工具拉溺水者上岸的过程中,救护者一定要放低自己的重心,可以趴着、蹲着或跪着。不推荐非专业救生人员下水救援,不推荐多人手拉手下水救援。

专业救生员下水救护的具体措施包括:

(1)充分做好自我保护。救护员自觉有能力,可跳入水中将落水者救出;如无能力,千万不要贸然跳入水中,应立即高声呼救。

(2)迅速接近落水者,从其后面靠近,不要被慌乱挣扎中的落水者抓住。

(3)从后面双手托住落水者的头部,两人均采用仰泳姿势(以利呼吸),将其带至安全处。

(4)有条件的采用可以漂浮的脊柱板救护落水者,对有必要者进行口对口的人工呼吸。

(5)高声呼救,获得帮助,启动 EMSS。

(二)岸上救护

当我们把溺水者成功地救出水面后,要根据溺水者的具体情况采取不同的急救措施。《国际溺水复苏指南》给出的具体流程如下:溺水者无反应、呼吸不正常,马上呼救求援,启动应急反应系统,清理患者口鼻的泥沙和水草,开放气道,然后给予半分钟的人工通气(5次)。如果有氧气则使用氧气,评估溺水者的生命征象(如意识、呼吸、心跳情况)。如果没有氧气,就马上实施按压与通气比例为30:2的CPR。具体内容如下:

控水是一种
伪科学

溺水的岸上
救护

(1)要将淹溺者尽量放置侧卧位,头部位置能使口鼻自动排出液体,清理口鼻异物。无须控水,没有任何证据显示水会作为异物阻塞气道。无呼吸心跳者,立即给予2次人工吹气,然后做胸外心脏按压,五个循环后判断复苏效果。

(2)如果有呼吸心跳,意识不清楚,清除口鼻异物,保证呼吸通畅,密切观察呼吸和心跳变化。

(3)如果有呼吸心跳,意识清楚,保证呼吸通畅,实施其他救护措施。

(4)淹溺者自主能力正常,可协助其自行采用催吐方法排出胃内水,催吐有致误吸的风险,救护员应随时观察淹溺者。

(5)不要轻易放弃抢救,特别是低体温情况下,抢救应坚持到医务人员到达现场。

(6)应急救护有效,淹溺者恢复心跳、呼吸,可用干毛巾为淹溺者擦拭全身,自四肢、躯干向心脏方向摩擦,以促进血液循环。

(7)呼叫急救医疗服务系统进行现场或医院救护。

第六节　蛇咬伤者的应急救护

全世界的毒蛇约有650种,能致命的毒蛇有约200种。我国现有蛇类近200种,其中毒蛇有50多种,有剧毒的毒蛇约有10种。

蛇咬伤后首先要鉴别是否被毒蛇咬伤。毒蛇头部多呈三角形,蛇身有彩色花纹,尾短而细。毒蛇咬伤后在伤处可留有2~4个较大而深的毒牙牙痕。毒蛇咬伤局部有出血、瘀斑、水疱、血疱甚至坏死,且伤口周围有明显肿胀、疼痛、麻木感,全身症状也较明显。被普通的蛇咬伤后,只在人体伤处皮肤留下细小的齿痕,轻度刺痛,可有小水疱,无全身性反应。毒蛇咬伤后的应急救护措施包括:

(1)被毒蛇咬伤后不要惊慌,不要大声呼叫或奔跑,避免加速毒素的吸收和扩散。

(2)放低伤口,避免伤口高于心脏。切勿切开、吸吮或挤压伤口。

(3)用绷带由伤口的近心端向远心端包扎。上肢压力控制在40~70mmHg,下

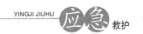

肢压力控制在55～70mmHg,包扎整个伤肢。包扎时要注意松紧合适(能放入一个手指),压力不足达不到效果,压力过大会导致局部组织损伤。这是通过降低淋巴回流速度来减慢蛇毒扩散的安全有效的方法。

(4)被毒蛇咬伤后不能饮酒。

(5)记录蛇的资料,在不能确定是否为毒蛇的情况下都按被毒蛇咬伤的方法处理。

(6)立即拨打急救电话,迅速送往有条件的医院救治。尽快采取抗蛇毒血清治疗,注射破伤风抗毒素。

(于倩)

课后自测

第七章　突发事件时的应急救护

导入语

突发公共事件简称突发事件。它通常是指各种天灾人祸的突然降临,导致人员伤亡、财产损失、生态环境遭到破坏等危及公共安全、具有重大社会影响的紧急事件。突发事件主要分为自然灾害、事故灾难、公共卫生事件和社会安全事件四大类,各类事件往往相互交叉和相互关联。

2006年,国务院建立国家突发公共事件总体应急预案体系,包括《国家突发公共事件总体应急预案》以及专项、部门、地方的应急预案。

学习目标

1. 能在火灾中采取正确的措施逃生和自救互救;
2. 能在地震中采取正确的措施逃生和自救互救;
3. 能在其他自然灾害中采取正确的措施逃生和自救互救;
4. 能预防踩踏事件的发生并自救互救;
5. 能在核生化伤害事件中自救和互救。

第一节　突发事件时应急救护概述

众所周知,突发事件中对社会影响最大、后果最严重的是人员伤亡。尽管突发事件发生的原因各不相同,灾害严重程度也轻重不等,涉及范围大小不一,但如能对突发事件做出及时、科学、有效的处置,就能大大减轻其造成的后果,从而保护公众的生命安全,减少财产损失。

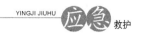

一、应急救护特点

(一)现场混乱

由于事件发生突然,现场混乱,车辆拥挤,道路堵塞,人员惊恐,整个现场处于无序状态。

(二)救护条件艰苦

现场公用设施瘫痪、缺电、少水,通信受阻,生态环境遭到严重破坏,食物、药品不足,生活条件十分艰苦。现场还可能有火、气、毒、水、震、滑坡、泥石流、爆炸、疫情等危险隐患,给救护带来很大困难。

(三)伤病员众多

突发事件中,伤病员常常大批量出现,且伤情严重,很多是多发伤、复合伤,增加了应急救护的难度。

二、救护的三个阶段

(一)现场抢救

突发事件发生后,要快速组成应急救护小组,统一指挥,及时对伤病员进行检伤分类。应急救护基本原则是先救命后治伤,先重伤后轻伤,先抢后救。

(二)护送伤病员

救护人员可协助医护人员将危重伤病员尽快送到医院救治,使他们在最短时间内获得专业治疗。在护送途中,如果伤病员病情发生变化,要立即抢救。

(三)医院救治

伤病员到医院后接受进一步治疗。

三、应急救护要点

(一)自救与互救

(1)紧急呼救是发生突发事件时,根据事件性质尽快拨打相关的紧急电话,如"120"(北京地区还有"999")、"110""119""122"等,启动 EMSS。

(2)先救命后治伤,首先抢救那些有生命危险的重伤病员。对多发伤的伤病员要准确判断伤情,救护顺序一般为头、胸、腹部的重要脏器损伤,脊柱、骨盆损伤,四肢损伤。

(3)先抢后救、抢中有救。事故现场情况复杂,应尽快使伤病员脱离事故现场,再行救治。但对于危及生命的损伤,先做简单处理,再带伤病员脱离现场。

（4）先分类再送医。有大批量伤病员时，现场必须先做伤情分类，进行初步救护后再急送医院。

（5）医护人员以救为主，其他人员以抢为主。要各负其责，相互配合，以免延误抢救时机。通常是先到现场的医护人员担任抢救的组织指挥者。

（6）抚慰伤病员，做好心理援助，突发事件的强烈刺激会使人产生各种心理反应，对伤病员应给予充分的心理安抚，并及时护送伤病员尽早脱离灾害环境。

（7）做好自我防护，保护事故现场。救护人员要根据不同情况采取不同的防护措施，救护过程中尽可能保护现场。

(二)现场伤情分类和设立救护区标志

1.伤病员分类与伤票的填写

填写伤病员分类与伤票，可以减少抢救的盲目性，节省时间，按伤情分别进行有组织的救护，最大限度地发挥医护人员的作用，把救护力量投入到最需要救护的伤病员身上。

2.伤病员分类的等级

详见相关章节。

3.救护区标志的设置

用彩旗显示救护区的位置，在混乱的现场尤为重要。将伤病员依照伤情分别送往不同的救护区，利于医护人员的救治。

Ⅰ类伤救护区插红色旗显示。

Ⅱ类伤救护区插黄色旗显示。

Ⅲ类伤救护区插绿色旗显示。

0类伤救护区插黑色旗显示。

四、注意事项

（1）突发事件应急救护原则是先救命后治伤，先重伤后轻伤，先抢后救，抢中有救，先分类再送医。

（2）突发事件发生时，短时间出现大批量的伤病员，医疗资源短缺，对伤病员进行检伤分类非常重要。

（3）有些生命垂危的重伤病员，往往无力呼救，而轻伤病员的反应可能较强烈，救护人员应头脑冷静，准确判断，以免贻误最佳抢救时机。

（4）在灾难事件发生后，很多伤病员和经历者会产生各种强烈的情绪反应，如激动、混乱或惊恐。救护人员在救护的同时，要尽早开始心理援助。

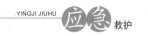
第二节　火灾的应急救护

一、概述

在各类自然灾害中,火灾是不受时间、空间限制且发生频率较高的灾害,也是最经常、最普遍地威胁公众安全和社会发展的主要灾害之一。火灾多因闪电、雷击、风干物燥等导致森林大火或建筑物失火;也可由生产、生活中不慎,战争或故意纵火等原因引起。现代社会中,火灾的原因及范畴逐步扩展,家庭使用的电器、煤气、电线等,石油化学工业中的大批危险品都可能引起火灾爆炸。

火灾不仅会烧毁财物造成严重的经济损失,而且可致人死伤、残障和心理创伤。发生火情时,火场烟雾的蔓延速度是火的 4～6 倍。烟气流动的方向就是火势蔓延的途径。温度极高的浓烟在 2min 内就可以形成烈火。浓烟烈火升腾,会严重影响人们的视线,使人看不清逃离的方向而陷入困境。

烟雾中毒窒息是火灾致死的主要原因。火灾中被浓烟熏呛窒息致死的可能是直接被火烧死的几倍。一些火灾中,被"烧死"的人实际上是先烟气中毒窒息死亡,再遭火烧的。浓烟致人死亡的主要原因是一氧化碳中毒。人吸入一氧化碳的允许浓度为 0.2%,当空气中一氧化碳浓度达 1.3% 时,人吸入两口就会失去知觉,吸入 1～3min 就会导致死亡。

常用的建筑材料燃烧时所产生的烟气中,一氧化碳的含量高达 2.5%。火灾中的烟气里还含有大量的二氧化碳。在通常情况下,二氧化碳在空气中约占 0.06%,当其浓度达到 2% 时,人就会感到呼吸困难,达到 6%～7% 时,人就会窒息死亡。聚氯乙烯、橡胶、尼龙、羊毛、丝绸等原料和物品燃烧时,能产生剧毒气体,对人的威胁更大。

救护人员应掌握火场烟雾的特点、火场烟雾中毒的表现、火灾的扑救措施、如何报警以及火灾的救护要点,以便及时、有效、科学地施救。

二、火灾避险原则

火灾避险原则是报警、扑救、撤离。

(一)报警

不论何时何地,一旦发现火灾,立即向"119"报警。报警内容:单位、地址、起火部位、燃烧物质、火势大小、有无人员被困、进入火场路线以及联系人姓名、电话等,并派人到路口接应消防车进入火场。

火灾的逃生
和自救互救

(二)扑救

火灾初起阶段具有火势较弱、燃烧面积不大,烟气流动速度慢,火焰辐射热量小,周围物品和建筑结构温度上升不快等特点。这个阶段要及时组织力量,利用消防器材将火扑灭。争取灭早、灭小、灭了。据统计,70％以上的火灾都是现场人员扑灭的。如果不扑救,后果不堪设想。

(1)电器着火要立即切断电源,用干粉或气体灭火器灭火,不可泼水。

(2)油锅着火要迅速关闭燃气阀门,盖上锅盖或湿布,还可以把切好的蔬菜倒在锅里。

(3)室内的沙发棉被等物品着火,可立刻用水浇灭。

(4)液化气罐着火应立即关闭阀门,可用浸湿的被褥、衣物等捂盖。

(5)身上着火时,切记不要奔跑,立即躺倒,翻滚灭火或跳入就近的水池,也可用厚重衣物或被子覆盖着火部位灭火。

(三)撤离

如果火势较大,超过自己的扑救能力时,应想方设法尽早撤离。起火后,一氧化碳已经超过人体的允许浓度,而空气中氧含量又迅速下降,火场温度已接近400℃,此时人在火场是相当危险的,要迅速逃生。

1.保持镇静

选择正确的逃生路线和逃生方法。面对浓烟和烈火,要保持镇静,迅速判断,确定逃生的路线和办法,尽快撤离险地。一般建筑物都有两个以上逃生楼梯、通道或安全出口,这些是火灾发生时最重要的逃生之路。

2.简易防护,匍匐逃生

可用湿毛巾捂住口鼻,保护呼吸道,防止窒息。烟雾比空气轻,要贴近地面撤离。还可以往头部、身上浇冷水或用浸湿的棉被、毯子等将头、身裹好撤离。

3.利用阳台、窗口逃生

利用身边结实的绳索或用床单、窗帘、衣服等自制简易救生绳,用水打湿,一端拴在门窗栏杆或暖气管上,另一端甩到楼下,沿绳索滑到安全楼层或地面。

4.建立避难场所,等待救援

室外着火,如果房门已烫手,切勿贸然开门。应关紧迎火的门窗,用湿毛巾塞堵门缝或用水浸湿棉被蒙上门窗,防止烟火渗入。固守在房内,直到救援人员到达。

5.发出信号,寻求援助

被烟火围困暂时无法逃离的人员,白天向窗外晃动鲜艳衣物,夜晚用手电筒或敲击东西的方法,及时发出求救信号。

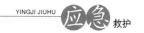

6. 万不得已被迫跳楼时要缩小落差

若楼层不高,被迫跳楼时,先扔下棉被、海绵床垫等物,然后爬出窗外,手扶窗台,身体自然下垂,尽量缩小落差。落地前要双手抱紧头部,身体蜷缩,以减少损伤。

二、应急救护要点

1. 做好自我保护

救护人员要评估火灾现场环境,确保安全的前提下,救护伤员。

2. 迅速转移伤员

迅速转移伤员,将伤员置于安全、通风处,解开衣领、腰带,适当保温,出入烟雾较重的地方,救护人员应采取有效的防护措施。

3. 立即抢救生命

保持伤员呼吸道通畅,对呼吸心搏骤停者实施心肺复苏。从面部、颈部、胸部周围有无烧伤,鼻毛是否烧焦,声音是否嘶哑,判断伤员是否有呼吸道烧伤。有骨折、出血及颅脑、胸腹部损伤者,给予相应处理。

4. 气体中毒的救治

详见本章第五节。

5. 保护烧伤创面

立即用流动的清水冲洗烧伤部位,迅速脱去或剪开伤病员的衣服,摘除饰物,暴露创面。尽量不要弄破水疱,保护表皮,防止创面污染。创面要用清洁的被单或衣服简单包扎,严重烧伤者不需要涂抹任何药物。手足被烧伤时,应将各个指、趾间加敷料后,再包扎,以防粘连。

6. 伤员转运

伤员经应急救护后,应尽快送往医院救治。护送前及护送途中要注意防止休克。搬运时动作要轻柔,平稳,尽量减少伤员痛苦。伤员口渴可饮烧伤饮料或淡盐水。

三、注意事项

(1)进入人员密集场所或下榻宾馆、酒店时要注意安全通道、紧急出口位置。

(2)发生火灾时,果断采取正确的逃生路线和方法。不要拥挤、不要乘坐电梯、不要轻易跳楼。

(3)火场尽量避免大声呼喊,防止有毒烟雾及高温气体进入呼吸道。身上着火,不要用手去拍打,以免烧伤双手。

（4）在火场中，失去自救能力时，尽量靠墙或通道躲避，便于消防人员营救。因为消防人员进入室内救援时，大多是沿墙壁摸索行进的。

（5）火灾时不要因贪恋财物而贻误逃生良机。

（6）家中要备有家用灭火器、逃生绳、手电筒、简易防烟面具，做到有备无患。

（7）制定单位和家庭火灾应急预案，熟悉逃生路线。

（8）掌握消防器材的使用方法。

第三节　地震的应急救护

一、概述

地震在自然灾害中属于受灾面积广、破坏性强、死伤人数多的地质灾害，往往会在瞬间给人类和社会造成巨大损失。我国位于环太平洋地震带和欧亚地震带之间，受太平洋板块、印度洋板块和菲律宾板块的挤压，地震活动频度高、强度大、震源浅、分布广，是地震灾害严重的国家之一。

地震是地球内部缓慢积累的能量突然释放而引起的地表振动的一种自然现象。地震是极其频繁的，全球每年发生地震约 550 万次，真正能对人类造成严重危害的地震，如唐山地震、汶川地震、日本关东大地震，每年有一两次。

地震的直接灾害是建筑物倒塌、地裂缝、地基沉陷、喷水冒砂、山崩、滑坡、泥石流、海啸等。这些是造成震后人员伤亡、生命线工程毁坏、社会经济受损最直接、最重要的原因。地震打破了自然界原有的平衡状态和社会正常秩序而导致的灾害，称为地震次生灾害，如火灾、水灾、有毒有害气体（液体）或放射性物质泄漏、瘟疫等。

地震造成人员伤亡的主要原因是建筑物倒塌。伤员被倒塌的建筑构件压、砸、掩埋，伤情严重者往往来不及抢救即早期死亡。其次是煤气泄漏、触电、淹溺、火灾、海啸等带来的一系列次生伤害。还有一些是伤病员因出现挤压综合征、伤口感染而发生的破伤风或气性坏疽，以及各种原有疾病发作而导致的死亡。面对突如其来的灾难，目睹死亡和毁灭，会给人造成焦虑、紧张、恐惧等急性心理创伤甚至心理疾病。

地震灾区的医疗救护工作非常艰巨，它需要交通运输、通信联络、水电供应、工程技术等多方面的密切配合，协同作战。只有实施立体、大救援，才能提高抢救效率，完成救灾任务。

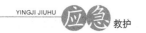

二、救护原则与应急救护

(一)救护原则

(1)快速救人、先近后远:时间就是生命,随着时间的延长,抢救成功率迅速下降。如果舍近求远,会错过救人良机。

(2)先救容易救的人:这样可以尽快扩大救援队伍,加快救援速度。

(3)先挖后救,挖救结合:在基本查明人员被埋情况后,应立即组织骨干力量,成立抢救小组,就近分片展开救援。一般群众以挖为主,医护人员以救为主。抢挖、急救、运送进行合理分工,提高抢救效率。

地震的逃生
和自救、互救

(4)先救命后治伤:优先抢救生命垂危的伤员。

(5)检伤分类:对需要进行医疗救护的伤员,必须检伤分类,分清轻重缓急,对危及生命的重伤员先行抢救。

(6)根据伤情采取不同的救护方法:脊柱骨折在地震中十分常见,救护过程中要特别注意,避免造成脊髓损伤。

(7)心理援助:救护中应体现人文关怀,积极开展心理援助工作。

(二)应急救护

1.震后自救

(1)要树立生存信念,相信有人来救你,千方百计保护自己。

(2)判断所处位置,改善周围环境,扩大生存空间,寻找和开辟脱险通道。

(3)保证呼吸畅通,闻到异味或尘土较多时,用湿衣服捂住口鼻。

(4)不要大喊大叫,尽量保存体力。听到动静时,用砖头、铁器等敲击铁管和墙壁,或吹响口哨,发出求救信息。

(5)尽量寻找和节约食物、饮用水,设法延长生命,等待救援。

(6)如有外伤出血,用衣服进行包扎;如有骨折,就地取材进行固定。

2.震后互救

(1)对埋在瓦砾中的幸存者,要先建立通风孔道,以防窒息。

(2)挖出伤病员后应立即清除口鼻异物。蒙上双眼,避免强光的刺激。

(3)在救出伤病员时,应保持脊柱呈中立位,以免伤及脊髓。

(4)救出伤病员后,立即判断意识、呼吸、循环体征。

(5)先重伤,后轻伤。外伤出血给予包扎、止血;骨折予以固定,脊柱骨折要正确搬运。

(6)要避免伤员情绪过于激动,给予必要的心理援助。

(7)原有心脏病、高血压的伤员,病情可能加重、复发或发生猝死,要特别关注。

3.危重伤员的应急救护

(1)呼吸心跳停止的伤员,在现场立即实施心肺复苏。

(2)昏迷的伤员要平卧,将头偏向一侧,及时清理口腔的分泌物,防止呼吸道堵塞。

(3)对于颈、胸、腰部疼痛的伤员,要先固定,使用脊柱板或木板搬运。移动伤员时,要确保身体轴线位,以免造成脊髓损伤。

(4)休克的伤员,取平卧位或头低脚高位。伴有颅脑、胸腹外伤者,要迅速转至医疗单位。

(5)对严重的开放性伤口,要除去泥土秽物,用无菌敷料或其他干净物覆盖包扎。

(6)正确处理挤压综合征的伤员。

三、各种场所的避震

破坏性地震发生时,从有震感到发生房屋坍塌仅十几秒时间,地震时就近躲避、震后迅速撤离到安全的地方是避震较好的方法。

(一)室内避震

(1)迅速躲在低矮、坚固的家具旁或内承重墙墙角等易形成避震空间的地方。

(2)躲进开间小、有支撑物的房间,如卫生间、储藏室等。

(3)千万不要跳楼,也不要滞留在床上。

(4)不要到外墙边、窗边或阳台上避震。

(5)不要躲在楼梯处和电梯里。

如果震时在电梯里,应尽快离开;若门打不开要抱头蹲下,抓牢扶手。

(二)学校避震

(1)上课时发生地震,要在老师指挥下迅速抱头、闭眼,躲在各自的课桌旁边。震后迅速有序撤离。

(2)在操场或室外时,可原地蹲下,双手保护头部,注意避开高大建筑物或危险物。

(3)不要跳窗、跳楼和在楼梯处停留。

(三)公共场所避震

(1)震时就近在牢固物旁蹲伏,震后有序撤离,避免拥挤。不要乘坐电梯,不要在楼梯处停留。

(2)在体育场馆、影剧院内,就地蹲下或趴在排椅旁,注意避开悬挂物,用书包等物保护头部。

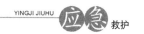

(3)在商场、展览馆、饭店等处,要选择内墙角,柱子旁,结实的柜台、商品(如低矮家具等)旁,迅速蹲下。避开玻璃柜台、门窗和橱窗;避开高大不稳和摆放重物、易碎品的货架;避开广告牌、吊灯等高耸物或悬挂物,同时保护好头部。

(4)在公交车上,要抓牢扶手,降低重心,躲在座位附近。

(四)户外避震

(1)就地选择开阔地蹲下或趴下,不要立即返回室内。

(2)避开高大建筑物,特别要避开有玻璃幕墙的建筑、过街桥、立交桥、高大的烟囱、水塔等。

(3)避开危险物,如变电器、电线杆、路灯、广告牌等。

(4)避开其他危险场所,如生产危险品的工厂、储藏易燃易爆品的仓库等。

(5)如果在野外,不要在山脚下、悬崖边停留。遇到山崩、滑坡,要向垂直于滚石前进的方向跑。

(6)要避开河边、湖边、海边,以防河堤坍塌、溃坝、洪水或出现海啸。

(7)避开桥面或桥下,以防桥梁坍塌。

四、注意事项

(1)地震时每个人处境千差万别,避震方式不可能千篇一律,要因地制宜。行动要果断,不要犹豫不决。

(2)挤压综合征是人体四肢肌肉丰富部位,遭受重物长时间挤压,在挤压解除后出现的以肢体肿胀、肌红蛋白尿、高血钾为特点的急性肾衰竭。应急救护要注意以下几个方面:①抢救人员应迅速进入现场,力争尽早解除伤员身上的重物压迫,减少挤压综合征的发生。②伤员的伤肢可稍加固定,限制活动,以减少组织分解、毒素的吸收及减轻疼痛。③伤肢用凉水降温或暴露在凉爽的空气中,禁止按摩与热敷。④伤肢不要抬高,以免影响血液循环。⑤伤肢有开放伤口和活动出血者应止血。

挤压综合征
的现场救护

第四节　其他重大灾害的应急救护

本节所述的其他重大灾害是指洪涝、台风、爆炸事件、踩踏事件等。主要讲述不同灾害或事件给人带来伤害的特点,以及应急救护的原则、方法及注意事项。

一、洪涝

(一)概述

洪涝指大雨、暴雨引起水道急流、山洪暴发、河水泛滥、淹没农田、毁坏环境及各种设施等的现象。1998 年,一场世纪末的大洪灾几乎席卷大半个中国。长江、嫩江、松花江等大江大河洪波汹涌,水位陡涨。当年全国共有多个省、自治区、直辖市遭受不同程度的洪涝灾害。

我国的洪水大多发生在七、八、九三个月,洪涝水灾主要集中在中、东部地区,多发生在我国七大江河及其支流的中下游地区。严重的洪涝灾害不但会直接引起人员伤亡和财产损失,还会诱发山崩、滑坡、泥石流等次生灾害,在突发公共事件中属于重大、频发、面广的自然灾害。

(二)避险原则

(1)关注天气预报,注意洪灾预警。

(2)降暴雨时,要高度警惕。时刻观察房屋周围的溪、河水位,随时做好安全转移的准备。

(3)及时预警,迅速传递信息,有序转移到地势高、地基牢固的地方。

(4)关闭煤气阀门和电源开关,防止次生灾害发生。

(5)遭遇山洪时,要果断躲避。溪、河洪水迅速上涨时,不要沿着河谷跑,应向河谷两岸高处跑。泥石流发生时,不要沿泥石流沟跑,应向河沟两侧山坡跑。山体滑坡时,不要沿滑坡体滑动方向跑,应向滑坡体两侧跑。

(6)住宅被淹时,要向屋顶、大树转移,可用绳子将身体与固定物相连,以防被洪水卷走。并发出呼救信号,积极寻求救援。

(7)落水者要尽可能保存体力,利用门板、桌椅、木床、竹木等漂浮物转移到较安全地带。

(8)不要贪恋财物,丧失逃生机会。

(三)应急救护原则

(1)启动应急预案,积极营救落水者。通过绳子、竹竿、木棍等打捞器材营救落水者。

(2)救上岸的淹溺者,采取侧卧位,清理口鼻异物,保持呼吸道通畅。对呼吸心跳停止的伤员实施心肺复苏。有外伤的伤员给予止血、包扎、骨折固定等,最大限度地减少人员伤亡。

(3)发现患有传染病的人员时,应及时报告和处理。

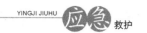

二、台风

(一)概述

台风是发生在热带或副热带洋面上的一种强烈的气旋性风暴,并常伴有狂风、暴雨、巨浪和海潮。我国是受台风影响十分严重的国家之一,如江苏、浙江、福建、广东、广西、海南、台湾都是台风高危地区。

台风灾害分为原生灾害和次生灾害。原生灾害是指遭强台风袭击时,房屋建筑、广告牌、电线杆被刮倒;汽车、行人、牲畜被卷走;人员被砸伤、压伤、失踪或死亡。伴随台风而来的是暴雨,使河水暴涨、洪水四溢、潮汐猛涨,对人民群众的生产和生活造成极大的威胁。次生灾害是指狂风掀倒电线电缆,造成停电、停水、通信中断;恶劣天气造成交通中断、运输受阻;海水倒灌,粮田被毁;雨水导致泥沙淤积,甚至引发泥石流等。

(二)避险原则

(1)关注天气预报,注意台风预警。

(2)尽量不要外出,准备手电、食物和饮用水。

(3)出海船只回港或就近到港避风。

(4)固定室外物品,关闭门窗,堵好缝隙。

(5)在室外行走时,尽量蜷缩身体,避开危险物、高空坠物。远离河边或海边。迅速到坚固的房屋内避风。

(三)应急救护原则

(1)先救命后治伤,伤员较多时,立即进行检伤分类。

(2)对呼吸心跳停止者实施心肺复苏。

(3)抢救电击伤、淹溺的伤员。

(4)给外伤的伤员进行止血、包扎、骨折固定。

三、爆炸事件

(一)概述

爆炸属于我国突发公共事件分类中的第四类——社会安全事件类,主要是指人为制造的恐怖事件。也有因生产、储存、运输、使用易燃易爆物品过程中,不符合安全生产要求所致的安全生产事故。燃放烟花爆竹也易发生不同程度的爆炸事件。

爆炸对人的伤害主要分为两类。一是爆炸力直接作用伤,即爆炸产生的高温高压、气体产物和高速飞散的各种碎片引起的损伤,如炸碎伤、炸烧伤。二是爆炸力间接作用伤,即爆炸时产生的冲击波作用于建筑物,导致门窗玻璃和物件破碎、房屋倒塌等造成的损伤,如抛坠伤、压伤或因人群拥挤造成的踩踏伤等。

(二)避险原则

(1)发生燃烧爆炸事故,首先看到的是火光闪光。应立即就地俯卧,脚朝爆炸方向。

(2)尽量躲进较为坚固的防护屏障,脸朝下,双眼紧闭,双手交叉放在胸前,额头枕在臂肘处,不裸露皮肤。

(3)在可能的情况下,应选择时机迅速离开现场,即使伤害较重,也应全力挣扎,尽快离开危险区域。

(三)应急救护原则

(1)迅速将伤员从危险区抢救到安全区。

(2)快速对伤员进行检伤分类。

(3)对呼吸心跳停止的伤员实施心肺复苏,对各种创伤的伤员,初步处理后尽早转送医院。

四、踩踏事件

(一)概述

踩踏事件是指在某一事件或某个活动过程中,因聚集人群过度拥挤,部分人行走或站立不稳而跌倒未能及时爬起,被人踩在脚下或压在身下,短时间内无法及时控制的混乱场面。在那些空间有限、人群又相对集中的场所(如球场、集会现场等)要提高防范意识,避免踩踏事件的发生。

踩踏发生的原因和预防

(二)避险原则

(1)不要在人群拥挤的地方停留。

(2)在公共场所发生意外情况时,要听从工作人员的指挥,有序撤离。

(3)发现慌乱人群向自己方向涌来时,要快速躲到一旁,或在附近的墙角蹲下,等人群过后再离开。

踩踏发生时的自救和互救

(4)万一被卷入拥挤的人群,要保持镇静,顺人流方向走。如果鞋子被踩掉,不要弯腰提鞋、系鞋带或拾物。

(5)发现前面有人突然摔倒,立即停下脚步,同时大声呼救,告知后面的人不要向前靠近。

(6)在拥挤混乱的情况下,要双脚站稳,保持身体平衡,抓住身边的栏杆、柱子或看台的椅子等物。

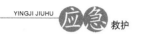

（7）被人群拥着前行时，要撑开手臂放在胸前，背向前弯，形成一定的空间，以保持呼吸道畅通。

（8）万一被人挤倒在地，不要惊慌，设法使身体蜷缩呈球状，双手紧扣、置于颈后，保护好头、颈、胸、腹部重要部位。如有可能，要设法靠近墙壁或其他支撑物，并尽一切可能在最短的时间内站起来。

（三）应急救护原则

（1）踩踏事故发生后，立即报警。要听从统一指挥，有秩序地撤离。

（2）检伤分类，先重伤后轻伤。

（3）给窒息的伤员做人工呼吸。对呼吸心跳停止的伤员实施心肺复苏。

第五节　核生化伤害的应急救护

一、核伤害的特点与防护

（一）核（原子）伤害的因素及其致伤特点

1.光辐射烧伤

光辐射的直接作用可造成暴露部位的烧伤（光辐射烧伤）；吸入炽热的气流与烟尘可导致呼吸道烧伤；通过其他物体燃烧可造成间接烧伤（火焰烧伤）；强光能引起闪光盲，如直视火球造成眼底烧伤。

2.冲击波爆震伤

冲击波的超压能造成空腔脏器和听觉器官的爆震伤；动压能将人体抛掷和撞击，造成实质脏器、四肢、脊柱等机械性损伤；吹起的砂石、碎玻璃片等投射以及引起的建筑物倒塌，可造成各种间接损伤。

3.核辐射射线伤

核辐射是核武器所特有的杀伤因素，对人类的危害最大。早期核辐射可引起全身射线伤（急性放射病）。

4.放射性沾染

放射性沾染可从三个方面对人造成危害：丙种射线对全身造成体外照射；皮肤受到落下灰尘沾染后，严重时可发生局部皮肤乙种射线烧伤；食入、吸入或经伤口吸收进入体内，造成体内照射。

5.复合伤

上述两种及以上伤害因素共同作用时，能造成大量的复合伤。

(二)核伤害的防护

核伤害是可防的,而且用一些简单的防护措施就可获得满意的防护效果。

1.防护动作

发现核爆炸的闪光时,应立即俯卧,脚朝爆炸方向,脸朝下,双眼紧闭,两手交叉放在胸前,额部枕在臂肘处,尽量不让皮肤裸露。这些措施能大大减轻损伤的严重程度。

2.使用防护器材

应及时使用个人防护器材,如防护面具、防护斗篷、防毒套靴和手套等。如果没有防护器材,可用毛巾、手帕、衣服(最好用湿的)等掩盖口鼻,迅速转入掩蔽工事等。

3.沾染区的防护措施

在沾染区或到沾染区执行任务时,应切实做好防护措施。

(1)必须穿戴个人防护装备。

(2)不在沾染区饮水、进食或吸烟,避免扬起灰尘。

(3)尽可能缩短在沾染区停留的时间,离开沾染区后,应立即洗消。

(三)放射复合伤的急救

(1)迅速组织抢救。有人受到核伤害后,应立即组织抢救。抢救队的数量及组织形式,可根据伤员人数、抢救范围、时间及地形条件等确定。

(2)迅速将伤病员从放射沾染区救出。

(3)洗消皮肤暴露部位的沾染。

(4)用水洗鼻孔及漱口,并戴上防护面罩。

(5)催吐,并用力把痰咳出。

(四)注意事项

(1)发现核爆炸的闪光时,应立即在最短时间内利用就近的地形、地物,如掩体、战壕、沟渠、坑道、低洼地势等,采取正确的防护动作进行隐藏。

(2)救护人员要做好自我防护,正确使用防护器材。没有专业防护器材时,要因地制宜。

(3)不在污染区内喝水、进食、吸烟。

(4)有沾染后,要立即、彻底洗消。

二、生物武器伤害的特点与防护

生物武器也叫细菌武器,包括致病微生物及其产生的毒素。施放装置有气溶胶发生器、喷洒箱、各种生物炸弹以及装载生物战剂的容器等,由飞机、火炮、舰艇施

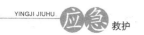

放。生物武器可通过人的呼吸进入呼吸道造成感染致病,如鼠疫、野兔热(土拉菌病)等。一般情况下,经口或经皮肤感染的毒素或虫媒病毒,如内毒毒素、黄热病病毒等也可经呼吸道感染。

(一)生物武器危害特点

(1)有致病或致死作用,有传染性,可造成流行,有的可造成持久危害。

(2)污染范围广,在气象、地形适宜的条件下施放生物战剂溶胶,可造成较大范围的污染。

(3)有潜伏期,生物战剂进入人体后要经过一定的潜伏期才能造成伤害。若在此潜伏期内采取有效措施,可免除或减轻其危害。

(二)生物武器损伤的诊断

生物武器损伤的快速诊断非常重要,它对治疗、预后有直接影响。生物武器引起的传染病的早期诊断,主要是掌握临床症状,并对已经出现的症状做出准确的解释。此外,还要有针对性地进行微生物学诊断,重点是检出病菌或抗原,或用特殊培养法培养病原体,并由此得出肯定的结论。

(三)生物武器伤害救护

(1)对传染病患者的隔离,按通用的原则进行。留治和后送都要做相应的规定。

(2)发热的患者和由生物战剂引起的传染病患者,必须卧床休息。

(3)尽可能每天洗澡,以避免皮肤感染。

(4)发热时,给予镇静剂或退热剂加小剂量的镇静剂。

(5)饮食要易消化富含营养,要多饮水。

(四)注意事项

呼吸道防护最为重要。应戴防毒面具、口罩或简便的防疫口罩、毛巾口罩等。同时也要在颈部、领口系上围巾或毛巾。扎紧袖口和裤脚管,戴好手套。

三、化学毒剂伤害的特点与救护

化学毒剂伤害一般是指有毒有害化学品对人体的伤害。应用于化学毒剂的有毒有害化学品,具有易生产、成本低、使用方便、时间可控、有效期长、难于监测等特点,它可以造成严重后果。化学毒剂已成为国际安全的现实威胁。反化学毒剂伤害的整体防御可分预警、防范、检测、防护、除沾染、应急救护与后送、院内进一步救治、康复等方面。

医务人员、救援人员和民众,如事先了解和掌握化学中毒的特点和应对措施,可对防范化学毒剂伤害起到积极作用。

(一)化学毒剂伤害的特点

1. 突发性

化学毒剂作用迅速,危及范围大,它的发生往往是突发和难以预料的。

2. 群体性

在较短的时间内可导致多人同时中毒,死亡率可达50%左右。

3. 隐匿性

不能立即确定病因,难以监测,事态不容易控制。中毒发生时,经常会被误诊。

4. 快速性和高度致命性

除一氧化碳在极高浓度下可在数分钟内致人死亡外,氰化物气体、硫化氢、氮气、二氧化碳在较高浓度下均可在数秒钟内使人发生"电击样"死亡。

(二)化学毒剂伤害的防护及救护

1. 化学毒剂伤害的防护

(1)专业防护用品有防毒面具、皮肤防护器材、隔绝式防毒衣、防毒围裙等。简易防护器材有防护眼镜、雨衣、塑料布、帆布、油布、毯子、棉大衣等。

(2)利用防护工事防护或室内隐蔽。

(3)眼睛防护:戴上游泳镜、太阳镜等保护眼睛免受刺激。

(4)呼吸道防护:戴口罩或用毛巾、纱布等捂住口鼻。

(5)皮肤防护:用专用或简易的防护用品。

(6)消化道防护:不在现场喝水、吃东西及吸烟。

2. 化学毒剂伤害的救护

(1)"一戴":即救护人员应首先做好自身防护。立即佩戴好输氧、送风式防毒面具或简易防毒口罩,系好安全带或绳索,方可进入高浓度毒剂区域施救。防毒口罩对毒气滤过有限,使用者不宜在毒源处停留时间过久,必要时可轮流或重复进入。毒剂区外人员应严密观察、监护,并拉好安全带(或绳索)的另一端,发现情况应立即令其撤出或将其牵拉出。

(2)"二隔":阻断伤病员继续吸入毒气。救护人员携带送风式防毒面具或防毒口罩,尽快戴在中毒者口鼻上。紧急情况下可用便携式供氧装置,给其吸氧。如毒气来自进气阀门,应立即关闭。迅速通风或使用鼓风机向中毒者方向送风,也有明显效果。

(3)"三救出":即抢救人员在"一戴、二隔"的基础上,争分夺秒地将伤员移离出毒剂区,将其转移至上风向,不易受有毒有害气体、液体影响的安全区。

（4）对染毒伤员进行洗消。污染衣物要妥善处理。

（5）护送伤员。

（吴秀仙）

课后自测

第八章　运动损伤

导入语

经常参加运动是一个人保持健康的重要前提。运动能够降低过早死亡的危险，降低患心血管系统疾病、高血压、糖尿病甚至某些肿瘤的危险；而缺乏运动对健康的危害不亚于吸烟、肥胖、高胆固醇血症和高血压。事实上，增进健康不一定要多么剧烈的运动，老年人甚至可以通过中等强度的体力活动获得健康。此外，不健壮的人经常参加运动也能从中受益。

遗憾的是，无论是工作、运动、户外活动、游戏或体育课，都存在着负面的作用，运动损伤就是其中的风险之一。运动损伤通常是因缺乏一定的运动训练卫生知识和运动损伤后的应急措施，而造成的不必要的痛苦，严重时甚至导致终身残疾。

学习目标

1. 能说出运动损伤的概念与原因；
2. 能正确判断常见运动损伤类型；
3. 能正确进行常见运动损伤处理；
4. 能说出运动损伤的预防措施。

第一节　概述

一、什么是运动损伤？

运动损伤是指参加运动或锻炼时发生的组织损伤。依据损伤的机制和症状，可以分为急性损伤和过度使用损伤两种。急性损伤是突然发生的，并且原因和症状十分明确。相反，过度使用损伤是逐渐发生的，不产生明显的临床症状，但组织损伤过

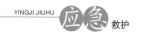

程已经开始,如果组织过度负荷的过程继续下去,超出组织自身的修复能力,临床症状就会出现。

二、为什么会发生损伤?

运动损伤最基本的原因是运动时训练负荷增加的速度超出了组织的适应能力。另外,还有一些外在因素,如思想上不重视、热身运动准备不足、技术动作不规范以及身体状况不佳等,都可增加运动损伤的发生率。

三、运动损伤的各种类型

运动损伤可以分为软组织损伤(韧带损伤、肌肉损伤、肌腱损伤及软骨损伤)和骨骼损伤(骨折)。

(一)韧带损伤

韧带损伤通常是急性创伤造成的。典型的损伤机制是,在关节处于极端的位置下,韧带突然受到过度的牵拉。例如,踝关节内翻可能引起外侧韧带的断裂。断裂可以发生在韧带的中间部位或者韧带-骨骼的附着区,有时也会发生撕脱性骨折,此时韧带与骨片一起从骨骼上撕下。韧带过度使用损伤很少见,并且极少引起有症状的炎症。可是,如果韧带因反复的微细创伤而逐渐被牵拉伸展,就有可能发生过度使用损伤。

(二)肌肉损伤

通常有两种方式造成肌肉损伤:被延伸(拉伤)和受直接创伤而造成肌肉挫伤。肌肉撕裂伤在运动中较少见,但是也会发生。此外,有时肌肉损伤是由不习惯和高难度的训练造成的,尤其是离心训练能够引起肌肉的延迟性酸痛。

股四头肌最常发生拉伤,它在大腿前外侧,运动中容易受到创伤(如被对手的膝部撞击)。无论什么原因,所有类型肌肉受伤的结果都是肌肉组织的内出血。原因是肌肉组织中血管丰富,且损伤时通常该区域的血流充足。这类损伤一般合并血肿。

(三)肌腱损伤

肌腱损伤分急性损伤和过度使用损伤两种。由于肌腱通常位于表浅部位,容易受到穿透性损伤(如刺伤)或深度裂伤(被运动器材切割)等严重伤害。如果施加的力度超过肌腱的耐受程度,就会发生肌腱断裂,如冲刺起跑时的跟腱断裂。急性损伤大多发生在30～50岁、参与爆发力项目的运动员。肌腱断裂无前驱症状或预兆。

(四)软骨损伤

急性挫伤会造成软骨破裂或者将力分散到关节,引起软骨垂直和横向断裂。

(五)骨骼损伤

骨折是运动创伤中较为严重的伤害事故。它是由暴力引起的骨的完整性或连续性被破坏所致,通常多发部位为四肢长骨。一般在运动创伤的骨折中,较多的是闭合性完全骨折。无论何种原因引起的骨折,发生时往往都会有骨断裂和骨擦音,肢体形态也会发生改变,骨折部位有疼痛感。严重骨折(如股骨骨折)时,疼痛剧烈、持久,甚至引起休克。骨折时,由于周围血管及软组织的损伤,会出现肢体肿胀。还可能发生内脏破裂、神经或大血管损伤及休克等并发症。

第二节　运动损伤的处理

一、急性软组织损伤——RICE 原则

大多数损伤,无论涉及韧带、肌肉、肌腱还是软骨,在损伤后马上都会有出血。而在肌肉损伤 30s 之后,就会形成血肿,如果韧带急性断裂而未及时处理,即在数分钟内出现明显血肿。所以,急性损伤紧急处理的目的是尽可能限制出血并减轻疼痛,以便为后期处理和愈合创造条件。

损伤后最重要的是尽快开始 RICE 原则的有效处理,此原则已得到广泛认可。R 是指休息(rest),I 是指冰敷(ice),C 是指加压包扎(compression),E 是指抬高(elevation)。急性软组织损伤后,出血和血浆渗出将持续 48h,因此 RICE 措施必须持续 2d(见图 8-1)。

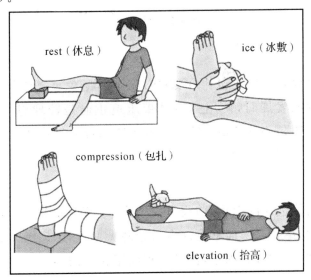

图 8-1　RICE 原则

1. 休息

休息的目的是避免进一步损伤,并减少损伤部位的血流(运动时的血流比安静时大 10 倍)。所以必须立即停止活动,如下肢软组织损伤,2d(48h)内损伤区域不应该负重,最好借助拐杖行走。

2. 冰敷

冰敷可以使血管收缩,减慢局部血液循环;减少细胞的新陈代谢率(减少细胞组织的受伤及坏死);缓减患处疼痛感觉;减轻肌肉痉挛;降低血管壁的渗透性,减慢肿胀加剧及软组织出血。当肌肉温度降低到 20℃ 左右时,肌肉张力会减弱;低到 10℃ 时,痛觉神经的传导也会变慢或暂时阻断,产生有效的止痛效果。因此,当急性运动伤害发生的时候,肌肉或是韧带刚刚受到剧烈冲击,可能有挫伤、撕裂甚至断裂,同时伴随着毛细血管出血、组织液渗出、局部肿胀。这时就需要冰敷来减少毛细血管出血、组织液渗出控制炎症。具体方法是,用冰袋或用塑料袋装冰块,并加少许水直接置于患处,一次冰敷时间 15~20min,通常冰到患部有麻木感就可以停止,休息1~2h再冰敷一次(见图 8-2)。

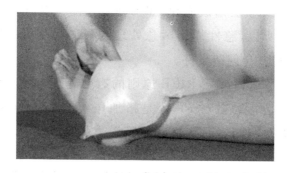

图 8-2　冰袋冰敷

3. 加压包扎

冰敷过后患处要及时加压包扎,控制伤部运动,避免重复受伤动作,减少出血和渗出。在限制血肿的发展时,使用弹力绷带压迫止血是较理想的措施(见图 8-3)。安静时肢体的舒张压是 40~70mmHg,若用弹性绷带使舒张压增高到 85mmHg,可在数秒内有效减少血流约 95%。

4. 抬高

抬高适用于肢体远端的损伤,将受伤部位抬高到心脏水平 30cm 以上才能减少血流,并和加压包扎结合起来能够更加有效地降低血流量(见图 8-4)。

骨折现场处理——制动、固定,详见骨折固定相关内容。

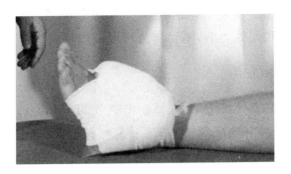

图 8-3　加压包扎

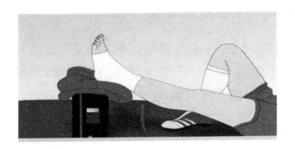

图 8-4　抬高患肢

第三节　运动损伤的预防

　　参加运动的目的是增强体质,增进身心健康,促进德、智、体全面发展。但在运动中,如不重视运动损伤的预防,没有采取积极的预防措施,就可能发生各级各类的伤害事故。轻则影响学习和工作,重则造成残疾或危及生命。因此,积极预防运动损伤对增强身体素质和提高运动技术水平都具有积极的作用。

一、热身和牵拉练习

　　在所有的训练和比赛前,充分热身是确保良好竞技状态和避免损伤的前提。热身的目的在于升高体温,有助于活跃肌肉,让韧带更具有弹性。牵拉练习的目的在于使肌肉和关节为最大用力进行准备,所有相关肌群都必须进行牵拉练习。标准的热身时间为 10～15min,可以有效降低运动受损的风险。

二、遵循正确的运动方法

　　运动方法应该尽量接近标准。如举杠铃时姿势不正确或者方法不得当都会使所举重量增加,错误的运动技巧很容易造成损伤,所以在运动前要遵循教练演示的

正确运动方法;另外,还需根据个体情况制订训练计划,循序渐进地训练,适度增加训练强度、时间、频率和训练类型,不要随意增加训练负荷。

三、着装合理,佩戴护具

运动时衣物穿着要宽松舒适,并选择防滑透气的运动鞋,降低意外摔伤的风险;运动时应佩戴护腕、护膝和腰带等护具,每个人都有自己的"虚弱部位",可能是膝盖易疼痛,可能是腕关节易受伤,弹性绷带和举重护腰带可以给结缔组织结构提供支撑,防止受伤。另外,还需检查运动设施与设备是否完好。

四、提高身体素质,不要疲劳运动

提高身体素质,增强耐力、平衡力训练。如果生病、过度疲劳或者感觉无力,尽量避免运动。因为人在虚弱的情况下很难维持身体平衡,受伤的概率会大大增加。肌肉无力时,身体所有负担都会落到结缔组织结构上,容易引起关节和韧带拉伤。

五、加强营养,正确饮食

健身需要耗费大量的能量,因此在运动前 1～2h 需要进食提供能量。否则体内的糖分就会迅速减少,也会很快感到虚弱甚至受伤。必须保证摄入充足的维生素和蛋白质,蛋白质不仅有助于肌肉生长,还有利于强化运动系统内的其他组织。另外,还需补充充足的水分,避免身体脱水,导致头晕和身体损伤。

(潘超君)

课后自测

第九章　医院外分娩的现场救护

 导入语

　　分娩是生理现象,是人类繁衍的基本形式。尽管人们在地域、种族、年代、经济等方面有诸多不同,但女人自然分娩的基本过程都是相同的。在不同的历史条件和社会背景下,女性的分娩也会有大相径庭的经历和结局。

　　中华人民共和国成立以后,新法接生逐渐替代古法家庭接生并得以发扬光大。20 世纪 70 年代末,围产医学传入我国并蓬勃发展,使孕产妇死亡率和新生儿死亡率显著降低,其中起关键作用的是住院分娩。如今无论城乡,住院分娩已经成为人们的共识。

　　然而由于分娩启动时间难以准确预测、产程进展的不确定性和公众对分娩知识大多缺乏了解,加上近年来开放二孩政策的实施,医院外紧急分娩难以完全避免。尤其是在飞机、列车等特殊环境中,往往一时难以得到专业技术人员的救援,故有必要让公众特别是服务人员学习紧急分娩的现场应急处理,最大程度保障母婴安全。

 学习目标

　　1.能识别临产并启动应急处理;

　　2.能照顾产妇,协助分娩;

　　3.能正确处理初生新生儿;

　　4.能初步识别分娩中常见异常情况并紧急处置。

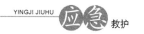

第一节 分娩的基础知识

一、分娩的基本概念

妊娠全过程是从末次月经的第 1 天开始计算,孕龄为 280d,即 40 周为预产期,但分娩并不都在此日发生。分娩(delivery)是指妊娠 28 周及以上,胎儿及其附属物(胎盘、胎膜、脐带和羊水)从临产开始到由母体娩出的过程。妊娠满 37 周至不满 42 周期间分娩,称为足月产,为正常。妊娠满 28 周至不满 37 周期间分娩,称为早产。妊娠满 42 周及以后分娩,称为过期产,均为异常。初次分娩的产妇称为初产妇,既往有分娩史的产妇称为经产妇。一般来说,经产妇分娩过程更快,更容易发生急产。

二、影响分娩的因素

影响分娩的因素有产力、产道、胎儿及产妇的精神心理状态。若各因素均正常并能相互适应,胎儿能顺利经阴道自然娩出,则为正常分娩。

(一)产力

产力是指将胎儿及其附属物从子宫腔内逼出的力量,包括子宫收缩力(简称宫缩),腹壁肌、膈肌收缩力(统称腹压)和肛提肌收缩力。

1. 子宫收缩力

临产后的主要产力是子宫收缩力,贯穿于分娩全过程。临产后的宫缩能使宫颈管逐渐缩短至消失、宫口扩张、胎先露下降和胎儿胎盘娩出。正常子宫收缩力具有以下特点:

(1)节律性:正常宫缩是有规律的阵发性收缩,往往伴有腹痛,故有"阵痛"之称,是临产(分娩开始)的重要标志。临产开始时,宫缩间歇期 5~6min,持续约 30s。随着产程进展,宫缩间歇期逐渐缩短,持续时间逐渐延长,宫缩强度逐渐增强。至宫口开全后,宫缩间歇仅 1~2min,持续时间可达 60s。

(2)对称性:正常宫缩起自两侧宫角部,以微波形式向宫底中线集中,左右对称,再向子宫下段扩散,约 15s 均匀协调地扩展遍及整个子宫。此为子宫收缩力的对称性。

(3)极性:宫缩以宫底部最强最持久,向下逐渐减弱,宫底部收缩力的强度几乎是子宫下段的 2 倍。此为子宫收缩力的极性。

(4)缩复作用:每当子宫收缩时,子宫体部肌纤维缩短变宽,间歇时肌纤维重新松弛,但不能完全恢复到原来长度。经过反复收缩,肌纤维越来越短,能使宫腔内容积逐渐缩小,迫使宫颈管逐渐缩短直至消失、宫口扩张和胎先露下降。

2.腹壁肌、膈肌收缩力(腹压)

腹壁肌、膈肌收缩力(腹压)是第二产程胎儿娩出时的重要辅助力量。每次宫缩时,盆底组织和直肠受压,放射性引起排便反射,产妇主动屏气,腹壁肌、膈肌收缩使腹内压增高,促使胎儿娩出,在第三产程也能迫使已剥离的胎盘娩出。

3.肛提肌收缩力

肛提肌收缩力能协助胎头进行内旋转、仰伸及娩出,亦能协助胎盘娩出。

(二)产道

产道为胎儿娩出的通道,分为骨产道和软产道。

(1)骨产道:骨产道的大小、形状与分娩是否顺利有密切关系,在分娩过程中几乎没变化。

(2)软产道:是由子宫下段、宫颈、阴道及骨盆底软组织构成的弯曲管道,在分娩过程中逐渐扩张。一般来说,经产妇的扩张速度更快。

(三)胎儿

(1)胎儿大小:在分娩过程中,胎儿大小是决定分娩难易的重要因素之一。

(2)胎位:因为产道为一纵形管道,只有纵产式时胎体纵轴与骨盆轴相一致,容易通过产道。头位较臀位易娩出,臀位会造成难产。

(3)胎儿畸形:部分发育异常如脑积水、联体儿等,由于胎头或胎体过大而造成难产。

(四)产妇的精神心理因素

分娩虽是生理现象,但分娩对于产妇是一种持久的强烈的应激源。产妇过度焦虑、紧张、恐惧等精神心理因素可影响机体内部的平衡,进而影响产程进展和胎儿健康。

三、先兆临产

分娩发动前,出现预示不久即将临产的症状,称为先兆临产,包括假临产、胎儿下降感、见红。当出现这些症状而分娩尚未开始,可以为住院分娩做准备。

(一)假临产

假临产又称"假阵缩"。在妊娠晚期,子宫出现不规律收缩。随着妊娠的进展,这种不规律收缩的频率增多,而且逐渐被产妇感知。假阵缩的特点是,宫缩间隔时间不规律;强度不大,只感到下腹部有轻微胀痛;持续时间也不恒定,一般不超过

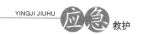

30s。假阵缩不伴有宫颈缩短和宫口扩张,并可被镇静药缓解。假阵缩是正常的生理现象,有助于宫颈的成熟,并为分娩发动做准备。

(二)胎儿下降感

胎儿下降感又称"释重感""腹部轻松感"或"轻快感"。轻快感的产生是胎儿的先露部下降衔接,以及羊水量减少,而造成子宫底位置下降,使子宫对膈肌的压力降低之故。此时,孕妇自觉呼吸较以前轻快,上腹部比较舒适,食欲改善。与此同时,在妊娠期的水潴留也开始减轻。由于胎头下降压迫膀胱,所以常有尿频的症状,初产妇较经产妇明显。

(三)见红

在接近分娩时,部分产妇可见阴道有少量的血性分泌物排出,称为见红。有时还可以同时排出黏液栓。这是在接近分娩时,子宫下段形成,宫颈已成熟,在宫颈内口附近的胎膜与子宫壁分离,毛细血管破裂所致。宫颈黏液栓排出,是宫颈开始扩张的信号。见红是分娩即将开始的可靠征象,大多数产妇在见红后24~48h产程发动。见红的出血量很少,如超过月经量应立即就诊。

四、临产的判断

临产开始的标志是有规律的逐渐增强的子宫收缩,持续约30s,间歇5~6min,同时伴有进行性宫颈管消失、宫口扩张和胎先露下降。临产开始,产妇即应前往医院分娩。

第二节　分娩期的表现和现场处理

产妇正常分娩的基本过程是相同的,但影响分娩的四个因素因人而异,并在分娩过程中呈动态变化,使产程进展存在较大的个体差异。分娩的全过程从开始出现规律宫缩(阵痛)至胎儿胎盘娩出,称为总产程。医学上将其分为三个时期:第一产程(宫颈扩张期)、第二产程(胎儿娩出期)和第三产程(胎盘娩出期),一般在24h之内完成。总产程不足3h者称为急产。若在医院外发生分娩,现场目击者应予以帮助和有效处置。

一、第一产程的表现与现场处理

第一产程是分娩的第一阶段,即宫颈扩张期,从开始规律宫缩即临产开始到宫口开全。一般而言,初产妇宫颈较紧,宫口扩张缓慢,需11~12h;经产妇宫颈较松,宫口扩张较快,需 6～8h,但个体差异较大。

(一)第一产程的表现

1.阵痛

阵痛即规律宫缩,开始时宫缩持续时间较短,约30s且强度弱,间歇时间较长,为5～6min。随着产程进展,宫缩间歇期逐渐缩短,持续时间逐渐延长,宫缩强度逐渐增强。至宫口开全后,宫缩间歇仅1～2min,持续时间可达60s。可见,阵痛越强、持续越长、间歇越短,则越接近胎儿娩出。

2.胎膜破裂

胎膜多在有规律宫缩后因宫腔内压力增高而破裂,表现为阴道流液,即前羊水流出。

(二)第一产程时院外应急救护

(1)孕妇出现规律宫缩(阵痛)每5～6分钟1次,应及时就医,必要时启动紧急医疗服务系统。其他需要马上就诊的情况还包括突然出现阴道流液和出现明显的阴道流血。

(2)询问产妇情况,收集基本信息以做判断及提供给医疗服务系统,如产妇姓名、年龄、生育史、预产期、阵痛开始时间及持续时间和间歇时间,有无阴道流血流液等,并继续观察。

(3)陪伴和照顾产妇,安慰鼓励,减轻焦虑惧怕心理,稳定情绪。

(4)若在特殊环境如飞机、列车上等出现孕妇阵痛情况,乘务员应简要了解情况并报告机长(列车长),广播寻找医务人员,由机长(列车长)做出判断并决定返航或备降(列车停靠),启动紧急医疗服务系统。

(5)避免围观,将产妇安置在相对独立的隐蔽区域,可随意体位,适当走动。

(6)鼓励进食和饮水,以补充营养和水分。

(7)提醒排尿,每2～4小时一次,使膀胱空虚,避免阻碍胎头下降。若阵痛时有便意,勿擅自去厕所排便,以免发生胎儿娩出意外。

(8)发生胎膜破裂时,阴道流液即羊水流出,注意流出羊水的量和性状。

(9)因地制宜地准备接生用物,如无菌或尽量清洁的各种大小的布巾、敷料、医用橡胶手套、血管钳、棉线、脐带夹、医用剪刀、消毒液和消毒棉球,还有新生儿保暖的衣物、急救用的便携式氧气瓶等。

二、第二产程的表现和现场处理

第二产程即胎儿娩出期,从宫口开全到胎儿娩出,初产妇需1～2h,经产妇只需数分钟至1h。此时产妇宫缩强,宫缩持续50～60s,间歇1～2min。

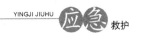

(一)第二产程的表现

产妇宫缩又强又紧,呼吸心跳加快,面红出汗。由于胎头下降压迫骨盆底和直肠引起排便反射,产妇不由自主地屏气,像排便一样用力,会阴部随之膨隆,宫缩时阴道口可见胎头,宫缩间歇时又缩回,称为胎头拨露。如此几次后,胎头进一步下降,宫缩间歇时胎头也不回缩,称为胎头着冠。然后胎头仰伸娩出、复位、外旋转,胎肩胎体娩出。

(二)第二产程时院外应急处理

1.安置产妇于舒适体位

自由体位均可,为利于接生协助,可屈膝仰卧,上半身可略抬高,双腿分开,暴露外阴部。可清洁或消毒外阴部,臀下垫无菌或清洁大块布巾。若是经产妇,应提前做好以上准备。

2.指导产妇屏气用力

宫缩开始时深吸一口气,然后长时间屏气向下用力以增加腹压促进胎儿下降,宫缩间歇时全身放松休息,可进食和饮水。如此反复,保持与宫缩同步的腹压至胎头着冠;胎头着冠后让产妇宫缩时哈气不用力,宫缩间歇时缓缓用力,使胎头慢慢娩出,防止胎头娩出过快造成会阴裂伤。

3.接生

接生者戴手套,站在产妇右侧或者两腿之间,面向产妇,用手轻轻捧住娩出的胎头胎体,让其自然复位、外旋转和娩出。若产妇处于站位、蹲位、俯趴等体位分娩,应避免新生儿坠地(见图 9-1)。

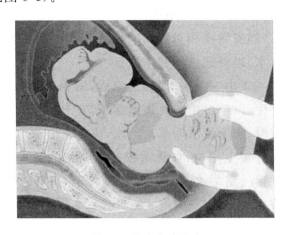

图 9-1　接生者的手法

4.新生儿处理

(1)新生儿娩出后,立即清理呼吸道,用纱布(软布)擦去口鼻的羊水和黏液,新生儿自发啼哭,也可以拍打足底刺激啼哭。

(2)脐带处理:取粗棉线在距脐轮 10～15cm 处(预留足够长度以便到医院再处理)结扎 2 道,或用 2 把血管钳夹紧脐带,相距数厘米,用无菌剪刀在两道之间剪断脐带,检查新生儿侧脐带断端有无渗血,若有渗血,可在新生儿近端脐带处再扎 1 道。也可以不剪脐带,连同胎盘一起到医院处理,切勿没有结扎(夹紧)就断脐或用不洁刀剪断脐。

(3)保暖:快速擦干新生儿体表的羊水和血液,用衣物保暖,可让其妈妈或其他亲人怀抱。

三、第三产程的表现和现场处理

第三产程是胎盘娩出期。胎儿娩出后,分娩尚未结束,5～15min 后胎盘娩出,一般不超过 30min。

(一)第三产程的表现

产妇便意缓解,阵痛减轻,顿觉轻松,几分钟后随着胎盘剥离,可见阴道流血,阴道口外露的脐带自行延长,胎盘娩出。

(二)第三产程时院外应急处理

(1)首先处理好新生儿。

(2)等待胎盘自行剥离。切忌在胎盘未完全剥离时,按揉子宫和牵拉脐带,以免胎盘剥离不全造成产后出血或子宫内翻等并发症。胎盘剥离的表现有:子宫收缩变硬,宫底上升达脐上;阴道少量流血;阴道口外露的脐带自行延长;用手掌尺侧在产妇耻骨联合上方轻压下腹部,宫底上升而外露的脐带不回缩。

(3)见产妇再次自行用腹压,或接生者确认胎盘已经完全剥离,可以轻拉脐带协助胎盘娩出,当胎盘娩出至阴道口时,接生者用双手捧住胎盘,顺时针或逆时针旋转并缓慢向外牵拉,以协助胎膜完全排出,也可以让胎盘自行娩出。

(4)把胎盘连同脐带装入干净的塑料袋,和母婴一起送医院检查,未断脐者妥善放在新生儿身边。

四、产后照顾

(1)产程结束后,及时清理污染的布巾,让产妇感到清洁舒适,卧床休息。

(2)进食易消化的食物,补充水分,及时排尿。

(3)注意观察产妇生命体征、阴道流血量,可按摩子宫促进宫缩、减少出血。

(4)注意新生儿保暖,观察其面色、哭声、肢体活动是否良好。若母子情况稳定,可尽早目光交流,皮肤接触,产妇可触摸、拥抱新生儿,并喂哺母乳。

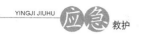

(5)尽快送医院检查。如在飞机、列车等特殊环境中,服务人员应按要求填写报告单,记录处置情况,并与紧急医疗服务人员说明情况。

五、医院外分娩注意事项

(1)应将临产后的产妇尽快送往医院,分娩结束也要送医院检查处理。必要时启动紧急医疗服务系统。

(2)遇到就地紧急分娩者不要紧张慌乱,分娩是自然的生理过程。

(3)确保环境安全,所用物品尽量无菌或清洁。协助分娩接生时尽量做好自身防护,如戴手套等。

(4)协助分娩顺其自然地完成,不要盲目干预。

(5)保护新生儿,防止娩出时坠地损伤,阵痛频繁而有便意者,可能胎儿即将娩出,勿到厕所排便。

(6)胎儿娩出后,立即清理呼吸道,让其啼哭,断脐不是必需的。

(7)新生儿要注意保暖,擦干全身羊水和血液,不需清洗。

(8)胎盘未完全剥离者,切忌按揉、挤压子宫和牵拉脐带。

(9)分娩结束后还要注意有无产后出血等异常情况。

六、预防院外紧急分娩

医院外分娩因环境多变、缺乏资源和专业技术人员协助等,容易出现母婴产伤、感染、出血甚至生命危险,应尽量避免。

(1)孕妇应定期产前检查,遵从医嘱,孕28周后尽量避免劳累、颠簸、乘机等。

(2)多胎妊娠、有急产史或者母亲姐妹有急产史的孕妇最好提早入院待产。

(3)临近预产期,尤其是有临产先兆者,应随时准备住院,避免长途旅程。

(4)有下列情况之一的孕妇,尽快到医院就诊:①出现规律宫缩(阵痛)每5～6分钟1次,已有1h;②突然出现阴道流液(考虑胎膜破裂);③出现明显的阴道流血;④出现明显的胎动减少或消失。

 知识链接

孕妇搭乘飞机的限制或规定

不同国家或航空公司为保障安全,对孕妇乘飞机都有相关的限制和规定。《中国民用航空旅客、行李国际运输规则》规定孕妇乘机,应当经承运人同意,并事先做出安排。只有符合运输规定的孕妇,航空公司才可接受其乘机。具体规定大致如下:

(1)怀孕不足8个月(32周)的健康孕妇,可以按一般旅客运输。需要带好围产期证明,证明自己孕期在 32 周以内。不少准妈妈原本可以乘机,但因为没有围产期证明,工作人员无法判断孕期,也只能被拒载。

(2)怀孕不足 8 个月、医生诊断不适宜乘机者,航空公司一般不予接受。

(3)怀孕超过 8 个月不足 9 个月(36 周)的健康孕妇乘机,应提供医生开具的包括下列内容的《诊断证明书》。具体内容是,旅客姓名、年龄、怀孕时期、预产期、航程和日期、是否适宜乘机、在机上是否需要提供其他特殊照料等。《诊断证明书》应在旅客乘机前 72h 内填开(一式二份),并经县级(含)以上的医院盖章和该院医生签字方能生效。否则承运人有权不予承运。

(4)怀孕超过 9 个月(36 周),预产期在 4 周以内,或预产期不确定但已知为多胎分娩或预计有分娩并发症者,航空公司不予接受运输。

第三节　院外分娩常见异常的现场处理

正常足月分娩是自然过程,然而分娩过程中仍可能出现异常情况。尤其是在医院外分娩的时候,可能出现更高的风险,严重威胁母婴安全,必须做好现场应急处理,为后续治疗争取机会。

一、胎膜早破

临产前发生胎膜破裂,称为胎膜早破。足月孕妇胎膜早破常是即将临产的征兆,孕周越小,围产儿预后越差,可引起早产、脐带脱垂、胎儿窘迫等,威胁母子健康。

胎膜早破的表现是孕妇自觉较多液体从阴道流出,无阵痛等产兆,当活动、咳嗽、打喷嚏等致腹压增高时,即阵发性阴道流液增多。胎先露未入盆或胎位不正者发生胎膜早破,更有脐带脱垂受压、致胎死宫内的风险。故现场处理如下:

(1)让孕妇绝对卧床,可取左侧卧位,抬高臀部,防止脐带脱垂和羊水过多流出。

(2)启动紧急医疗服务系统,或取上述体位送往医院,切勿起身走动或自行前往医院。

(3)陪伴孕妇,稳定情绪,未足月者勿触摸其腹部和乳房,以免诱发宫缩引起早产。

(4)胎膜破裂后出现规律宫缩(阵痛),一时不能到达医院的,做好接生准备。

二、早产

早产是指孕满 28 周至不足 37 周期间分娩者。此时娩出的新生儿称为早产儿。

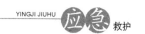

全身各器官发育未完善,出生孕周越小、体重越轻则预后越差,应注意预防,如定期产检,多休息,加强营养,保持心情愉快,孕晚期避免性生活、抬举重物等,宜左侧卧位。

早产表现为子宫收缩,初起常有不规则宫缩、见红的临产先兆,继之发展为规律宫缩,即阵痛,分娩过程和足月产类似,现场救护采取以下措施:

(1)孕妇未足月发生见红、胎膜早破、腹痛应马上送医,必要时启动紧急医疗服务系统。

(2)让孕妇卧床休息,取左侧卧位,勿触摸和按摩子宫、乳房,以免加强宫缩。

(3)若出现规律宫缩(阵痛),一时不能到达医院的,随时做好接生准备。

三、臀位分娩

臀位是最常见的异常胎位,有单臀先露、混合臀先露和不完全臀先露(足、膝)之分(见图9-2)。

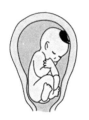 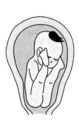 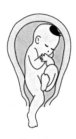 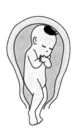

1. 混合臀先露　　2. 单臀先露　　3. 单足先露　　4. 双足先露

图9-2　几种臀位分娩情况

因胎臀比胎头小,分娩时后出的胎头易造成娩出困难,而且更易发生胎膜早破、脐带脱垂等并发症,威胁围产儿生命安全。臀位分娩风险更高,最好提前住院待产。现场应急救护要点有:

(1)在院外出现分娩先兆或阵痛,及时到医院。若发生胎膜破裂,马上卧床,抬高臀部,防止脐带脱垂,并启动紧急医疗服务系统。

(2)如发现阴道口胎儿的足、臀部脱出,应戴手套垫上清洁软布,宫缩时在阴道口堵住脱出的肢体,宫缩间歇时放松,使子宫颈充分扩张,直至胎儿下降力量大、难以堵住(宫口开全)时,再扶住胎体协助娩出。

四、新生儿窒息

新生儿窒息是指胎儿出生后1min内,仅有心跳无呼吸,或未建立规律呼吸的缺氧状态,是出生后最常见的紧急情况,必须及时抢救,以减少新生儿死亡和伤残的发生。

根据窒息的严重程度,分为轻度窒息和重度窒息,表现如下:

(1)轻度窒息:又称青紫窒息,新生儿面部和全身皮肤呈青紫色,呼吸浅表或不规律,心跳规则有力,对刺激有反应,清理呼吸道时喉反射存在,四肢稍曲。不及时抢救可转为重度窒息。

(2)重度窒息:又称苍白窒息,新生儿皮肤苍白,口唇暗紫,无呼吸或仅有喘息样微弱呼吸,心跳不规则且弱,对外界刺激无反应,喉反射消失,肌张力松弛。不及时抢救可致死亡。

院外分娩发生新生儿窒息的危险性大,现场要采取措施及时救护:

(1)尽早寻求帮助,启动紧急医疗服务系统。

(2)早产、臀位分娩、其他难产、羊水浑浊(胎粪污染)等情况,新生儿窒息发生可能性大,应及早做好抢救准备。

(3)新生儿出生后,首先清理呼吸道,挤去和擦净口鼻的羊水和黏液,若为轻度窒息,拍足底刺激啼哭即可好转。

(4)重度窒息者抢救按 ABC 程序进行心肺复苏。

(5)若有便携式氧气装置,及时给予吸氧。

(6)抢救过程中注意保暖,及时擦净体表羊水和血液,接触身体的布类应干燥温暖。

五、产后出血

产后出血是指新生儿娩出后 24h 内失血量超过 500ml,是我国孕产妇死亡的首位原因。导致产后出血的原因有产后宫缩乏力、软产道裂伤、胎盘因素和凝血功能障碍。主要表现为胎儿娩出后阴道大量流血,随之发生出血性休克和贫血,严重危害产妇健康,在医院外紧急分娩也要做好预防和应急处置:

(1)无论是产程中还是分娩完成后,均应及时送往医院,启动紧急医疗服务系统。

(2)分娩过程中正确处理,以减少产后出血发生。①第一产程中,稳定产妇情绪,充分休息,合理进食和活动;②第二产程中,指导正确使用腹压,防止胎儿娩出过快,损伤软产道;③第三产程避免过早牵拉脐带和按摩挤压子宫,待胎盘完全剥离才能协助娩出。

(3)分娩后 2h 是产后出血的高发时段,要密切观察阴道流血量、面色、脉搏、呼吸、血压。

(4)查看子宫收缩情况,分娩后子宫在下腹部可扪及,高度大多平脐或略低,按摩宫底可以促进子宫收缩,减少出血。

(5)会阴部裂伤处出血多者可用清洁敷料压迫止血。

（6）早期哺乳,让新生儿吸吮乳头,可放射性刺激子宫收缩,减少出血。

（7）刺激乳房乳头、合谷穴可加强子宫收缩,减少出血。

（胡成巧）

课后自测

第十章　心理援助

导入语

人们在经历伤病、死亡、灾害等事件时，一般都会感到压力很大，引发强烈的身心反应。如果不能得到有效应对、支持和疏导，会呈现心理不健康状态，严重的甚至可能导致心理异常反应，给个人和社会造成不良影响。所以，在应急救护中，除了紧急处理身体伤痛外，心理上的支持援助也不容忽视。救护者应给予受助者最基本的心理支持和援助，并识别可疑心理异常者或其他需要专业帮助者，转介给专业人员。在救护过程中，救护者也会感受到不同程度的压力，需要自己觉察、调节和求助，提高心理健康水平。

学习目标

1.了解压力反应的一般过程；

2.掌握心理援助的基本原则和技术；

3.能运用一般的技术和方法进行心理援助；

4.能进行自我调节。

第一节　压力反应的一般过程

当人们突然经历创伤、疾病、分娩、事故、灾害等重大压力事件时，在生理、心理和社会层面都会出现反应，人们会对这种异于平常的反应和心理活动感到不安。其实，压力反应是人们对突发事件的正常反应，只要处理得当，一段时间后就会逐渐恢复心理健康。另外，一部分事件的间接经历者如耳闻、目睹、参与救援者等也会有不同程度的反应。压力反应的一般过程分为三个阶段：

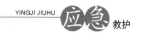

一、震惊期

震惊期又称惊吓期,通常持续数分钟至24h。受害者突然受到极大刺激,出现以下反应。

(1)身体反应:心跳加快、呼吸加速、血压升高、颤抖、呕吐、腹泻、头晕、哭泣、失语等。

(2)心理反应:恐慌、激动、麻木、愤怒、呆滞、否认。

(3)社会行为反应:失常失控,不合理行为、过度活跃、坐立不安或发呆、退化甚至瘫痪。

二、修复期

修复期又称恢复期,通常持续数天或数周。修复期可有以下反应:

(1)身体反应:心悸、头痛、胃痛、疲倦等。

(2)心理反应:悲痛、恐惧、愤怒、内疚、自责、否认。

(3)社会行为反应:逃避、退行、失眠、梦魇、孤立。

在经历各种反应的同时,也渐渐接受和学会处理事件带来的各种后果,主动进行心理调节,大部分人会慢慢平复。

三、重整期

重整期又称恢复期,指数周以后,心理恢复平衡,对自己有更深刻的认识,从发生的事件中得到积极的经验,增强自己应付危机的能力,走出阴霾,投入正常的生活。

以上三个阶段只是压力反应的一般过程,因各人的认知能力、心理健康水平、应对水平和社会支持水平的不同,压力反应的表现也有差异。若这些压力反应持续存在并影响正常生活一个月以上,则应寻求专业人员的帮助。

第二节 心理援助的基本原则和技术

心理援助是对重大生活压力事件的当事人提供有效的紧急心理支持,帮助其重建和恢复心理平衡。心理援助是应急救护的重要组成部分,是最基础的精神卫生服务。为开展有效的心理援助,应急救护人员应了解压力反应的表现,心理救援的原则,以及其基本技术和要求。

一、原则

1. 心理援助不是治病

人们突然遭遇重大压力事件时，会出现一系列压力反应。这是正常人的正常反应，每个人都会有不同程度的反应。这种反应是暂时性的，通过有效应对会自然平复，而不是一种严重心理问题和心理疾病。所以，心理援助不是治病，不是针对严重心理问题或心理疾病患者的心理治疗，而是给予受助者温暖的陪伴和支持，以帮助他更有效地应对困难，平安度过困难时期。

2. 心理援助应贯穿应急救护全过程

心理援助是应急救护的重要组成部分，是应急救护的内容和方法之一，应该贯穿于应急救护全过程。心理援助可以针对心理创伤的受助者，更多时候是救护人员在提供维护生命、减轻伤病的生理救援同时，始终能敏锐地观察到受助者的心理状态和反应，并及时主动地采取相应的心理支持，以减轻心理伤害。

3. 整合资源，提供社会支持水平是心理援助的重要方面

危机事件发生后，受害者可能面临身体伤痛、生命危险、流离失所、亲人失联、生活秩序严重破坏等。这些情况不仅会影响受助者的心理应对水平，还会成为新的叠加压力源，加重心理创伤，所以要全面做好心理救援，必须及时提供医疗救援和安全保障；帮助快速恢复基本的生活秩序，如安全的生活学习空间、足够的生活必需品、力所能及的工作等；帮助受害者与家人团聚，和亲友联系，得到亲友乃至整个社会的理解、支持、同情和关心帮助。

二、基本技术和要求

1. 尊重

每个人都有自己的价值观、人格、不同的压力反应表现，尊重意味着信任对方、全然接纳和无条件地积极关注，从而创造一个安全、温暖的氛围，让受助者感觉自己被尊重、被接纳，从而建立平等的关系，可以自由地表达自己。

2. 同理心

把自己放在受助者的位置和处境上来感受他的喜怒哀乐，即设身处地、感同身受、通情达理，明白对方在事件中的感受和心理需求，并通过言语和其他方式传达给对方。同理心能让受助者感觉自己真正被理解、被接纳，感到温暖，并促进自我探索和表达。

3. 真诚

真诚是基于内心对受助者充满关切和爱护的自然流露，是真心关怀、热心助人

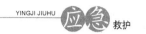

的自然表达。救护人员的真诚关心是受助者最大的心理支持。

4. 陪伴

陪伴是心理救援最基本的方法之一,陪伴不仅是身体在旁,更是心在一起,让受助者感到并非自己孤单地面对困境,而是有依靠和支持的力量。陪伴时还可以有适当的身体接触,如握手、拍肩、搀扶、抚摸、拥抱,但要考虑到不同性别、年龄、文化背景等恰当地自然应用。

5. 倾听

倾听不仅仅是用耳朵听,更重要的是用心听,去设身处地感受。不但听懂言语、神情、语气、动作所表达的意思,也要善于理解言外之意、弦外之音;倾听还要参与和做出适当的反应,如身体前倾、目光接触、微笑、点头和用"嗯""是的""然后呢"等言语交流,同时体验他们的思想和感受,并给予恰如其分的反馈。倾听是专注、用心地听、感受并表示理解和接纳,鼓励受助者更加开放自己、表达自己。

6. 鼓励抒发情绪

事件引发受害者心理失衡,表现出悲伤、内疚、震惊、害怕、紧张、无助等情绪,要提供合适的空间和舒适的氛围,鼓励他们自然抒发和表达,不要阻止哭泣、诉说,用心聆听,不要干扰和转移话题,不要急于下结论和判断,也不要追问他们经历的详细情况,以免在描述过程中再次受创。

7. 照顾

提供基本身心照顾和社会支持,如及时的生理救护以保护生命,满足基本的生理需求,安全的空间环境,陪伴和安慰,生活帮助,帮忙联系亲友,提供资讯等。

8. 转介

由于受害者心理创伤反应程度各异和救护人员自身局限性影响,心理援助人员不能解决所有人的所有心理问题,当遇到可能严重的或异常的心理反应,应及时转介给专业人员。如:①持续情绪过激;②过度活跃,动作失控;③呆滞,麻木,瘫痪;④没有逻辑的胡言乱语;⑤持续失忆;⑥持续失眠;⑦持续退缩、抑郁;⑧有自杀倾向;⑨其他任何救助者觉得难以应对的情况。

第三节　救护人员的心理调节

严重伤害、灾难等危机事件不仅会对亲历者造成影响,也是现场救护者的压力源。救护人员在现场提供生命维护、医疗救助和心理援助,也会出现不同程度的压力反应,这是正常的,随着压力的解除、时间的流逝和有效的应对,通常都会恢复心理平衡。救护人员要充分认识到急救工作可能带来的反应,随时自我观察和调节。

1.随时自我观察

在紧张繁忙的救护工作中不忘随时观察自己,注意自己对所见所闻的种种反应,是否有利于救援的开展。如果发现自己完全被现场状况所震撼或对压力的反应程度阻碍了救援的实施,就要提醒自己及时调整或求助。

2.注意休息和营养

保证足够的睡眠、休息和营养,适度运动,保持健康的身体、充沛的精力是提高应对能力的基础。

3.正向调节情绪

可以选择深呼吸、想象、冥想、音乐、暗示等方法舒缓紧张情绪,经常在内心肯定和鼓励自己,坚信自己工作的价值,保持积极的心态继续开展工作。

4.发挥团队的作用

救援工作通常以团队的形式开展,而不是单打独斗,能观察到队友的反应,主动保持联系,交流经验,抒发感受,互相支持,紧密合作,还可以组织团队学习和减压活动。

5.主动求助

当救护人员觉察到自己或队友反应严重,难以胜任工作时,应主动求助,接受指导和调整。

（胡成巧）

课后自测